RISK MANAGEMENT
患者不満とリスクマネジメント

紛争の医療から
共創の医療へ

スナッジラボ
前田 泉
IZUMI Maeta

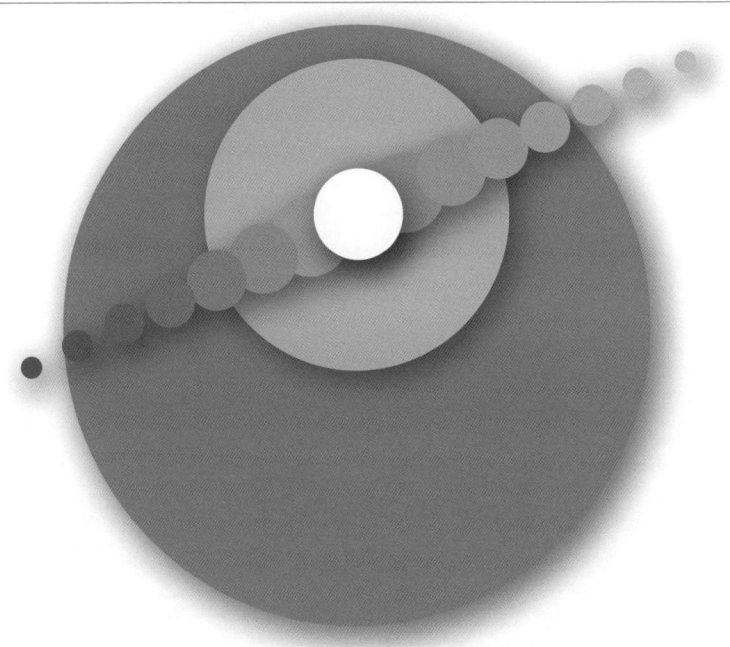

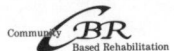

序文

　2007年秋に，ある大学病院に勤務している若手医師たちと「患者満足度」について意見交換しました．そこで腰を抜かすほどの衝撃を受けることがありました．彼らが手伝いに行っている地域の自治体病院では，外来患者を減らすために医師，看護師が一生懸命に患者満足度を下げる工夫をしているというのです．長時間待っていると痛くなる固いイス，冬に待合室の窓を開けてできるだけ寒くする，診療ではできるだけ無愛想に接しているのだといいます．冗談のようなことを必死にやっているのです．日本の医療が，引きずり込まれている蟻地獄から抜け出すことは難しいと感じました．少なくとも患者さんに背を向けていては，取り返しのつかないことになってしまいます．

　医療者と患者さんとの信頼関係の指標である「患者満足度」に携わってきた立場から，患者さんとの結び合いをもっと信じることで蟻地獄から抜け出すことができると考えています．この仮説を検証しエビデンスとして示すために，いくつかの独自の調査も行いました．本書ですべての問題解決策を提示できたわけではありませんが，医療界での議論と実践の端緒となる材料を提供できればと思います．

　筑波大学大学院に在学中の永長周一郎氏と出会い，温かく受け入れていただいた准教授の八重田淳氏とのご縁で，加納佳代子氏に苦情・クレーム，院内暴力防止プログラム，看護管理など多岐にわたる指導を受けることになりました．またスナッジ・ラボのスタッフのサポートがあって出版までたどり着くことができました．この場を借りて御礼申上げます．

2008年10月

著者

目　次

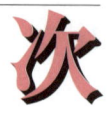

はじめに　　　　　　　　　　　　　　　　　　　　　　　　1

読者の皆さまへ………………………………………………　2
◆日本の主観的幸福度は世界で88位／医療崩壊の進行／訴訟リスクが防衛医療を招く／医療者内にも生じる亀裂／根底にあるのは「医療の質」に対する要求

第Ⅰ章　医療訴訟の現在　　　　　　　　　　　　　　　　　7

医療訴訟と医療崩壊………………………………………………　8
◆医療紛争環境は大きく変わった／勝つ見込みがない訴訟になぜ

刑事事件に折れた勤務医たち……………………………………　9
◆刑事事件の特色／医師法21条／警察への届出数の年次推移

破綻している医師賠償責任保険…………………………………　13
◆70億円のファンドに3600億円の潜在的賠償額

誰が医療過誤リスクのコストを負担するのか…………………　15
◆医療安全や「医療の質」向上にはコストがかかる／医療安全に関するコスト負担を問うための2つの質問

医療訴訟にあえぐ米国からの教訓………………………………　17
◆米国で医療過誤訴訟が増えている要因／「第3の波」／米国の防衛医療の実態

患者救済としての医療訴訟のシステム不全……………………　20

米国の医療訴訟に対する改革の中間評価……………… 20
日本の向かうべき方策……………………………………… 22
　◆患者と医療者の双方が納得する解決策を模索／2つのシステムの限界

第Ⅱ章　医療紛争の成因論　33

医療訴訟を起こすきっかけと理由は……………………… 34
　◆トップは知人からのアドバイス／Ambulance Chaser が訴訟の原因ではない
医療者側からみた訴訟の原因分析………………………… 36
　◆北米型 ER での原因分析
ストレート・フラッシュ理論……………………………… 37
　◆4つの要因／訴訟というストレート・フラッシュを作らない
医療訴訟を起こす背景：患者―医師関係，コミュニケーション……………………………………………………… 40
　◆訴訟を起こした患者・家族とのコミュニケーション／訴訟行動のプロスペクティブ・スタディ（前向き研究）／コミュニケーションの良否で責任の重さが変わる／医療訴訟は「氷山の一角」の証明／日常の苦情・クレームから訴訟リスクを予測する／危険因子は業務量の多さ／「いい先生」に訴訟リスクが蓄積／患者満足度調査結果から苦情・クレームや訴訟を予測する／ブリガム・ウイメンズ病院の調査結果

v

日本の臨床現場の患者満足度と苦情発生の頻度……… 48

第Ⅲ章　今，「医療の質」が問われている　53

　医療紛争が本当に問いかけているもの………………… 54
　医療の妥当性が争われる医療訴訟……………………… 54
　　◆訴訟の争点/医療機関の標榜表示/「質」の確保と「効
　　率化」はトレードオフの関係/「質」，「安全」に関す
　　る日本人の精神性は変わっていない
　紛争解決は「医療の質」を向上させない……………… 58
　　◆医療訴訟は医師の行動変容を促す社会システム/
　　刑事訴訟は責任の追及で，原因究明にはならない
　遅ければ治療，早ければ予防，最も早い予防は教育
　　である………………………………………………… 60
　　◆医療安全の取り組みを日常臨床の場で/医療の妥当
　　性はピア・レビューで
　「医療の質」評価の基本的なフレーム………………… 62
　　◆アウトカム評価はあまり行われていない/治験の空
　　洞化
　アウトカム指標としての患者満足度…………………… 64
　　◆ドナベディアンの理論/患者満足度の重要性が広く
　　認識されている/患者満足度評価の限界
　「質」改善を医療経営の中で取り組む………………… 65
　「質」改善に対する優先順位が低い日本の医療……… 66
　　◆出来高払い制度は「良質性」を評価しない/医療機

　　　　関はマネジメントのスキルに乏しい
　紛争管理のメディエーションから日常診療の満足
　度へ：福井総合病院の取組み……………………… 67
　　　◆究極のリスクマネジメント／メディエーションスキ
　　　ルとは

第Ⅳ章　医療安全と職員満足度との関係　　75

　燃え尽きる看護師………………………………… 76
　　　◆Nursing Work Index／6割がバーンアウト／医師不
　　　足と看護師不足の根は同じ
　看護師の人員配置と安全な看護…………………… 77
　　　◆受持ち患者が1人増えると死亡率が7%上昇／「人間
　　　中心の医療」という新しいパラダイム／人件費コス
　　　トか離職に伴うコストか
　看護師の離職……………………………………… 79
　　　◆離職の理由／福利厚生が離職を抑える
　看護師争奪狂想曲「7：1」………………………… 80
　　　◆東大付属病院の事例／中小病院では看護師不足に拍
　　　車／国際比較データ
　医療スタッフの継続勤務意向への影響因子……… 83
　　　◆職員満足度調査の結果／緊急アンケート調査の結果
　若手勤務医師の激務の生々しさ…………………… 84
　　　◆雇用契約上の問題／ワークロードの過酷さ
　医師の労働環境が医療安全に与える影響………… 87

◆パイロットの服務規程/過去と比較できない過酷さの度合と訴訟リスク

第Ⅴ章　医療崩壊を防ぐ医師教育　93

進む大学離れの本質………………………………………… 94
　　◆大学離れは研修体制満足度の格差/研修医の選択は合理的である
臨床能力を磨くインセンティブをもった研修医たち… 95
　　◆ERセミナー参加者の分析結果/研修医が重視するカテゴリー/研修医は月給よりベッドサイドティーチングを選ぶ
臨床研修と「医療の質」の関係…………………………… 97
　　◆重視度と満足度/最も影響する因子/組織全体で研修体制の再構築を
研修医の募集定員調整では医師偏在の対策にはならない……………………………………………………………… 100
　　◆研修制度見直し案の疑問点/臨床研修機関に求められる「臨床研修4か条」/研修医に期待をもたせる地域病院の活動/東金病院の試み

第Ⅵ章　患者からの苦情・クレームの実際　107

リスクマネジメントの基本を押さえる…………………… 108
　　◆リスクマネジメントのプロセス/具体的な手法

苦情・クレームの実態調査結果……………………………110
　◆主な不満の内容/医療機関側の対応
大クレーム時代の背景：そんなの関係ねぇ……………113
　◆日本は別の国になった/不快への過剰反応/クレーム発生のメカニズム
今，学校教育の現場で起きていること……………………116
　◆学校でのイチャモン急増の理由/医療と教育は非常に似ている
なぜ世界水準を放棄するのか？……………………………118
　◆学力以外の評価ができない"ゆとり教育"/世界でトップの医療水準も簡単に崩壊する
日常の医療現場でのクレーマーは？：医療者が解決困難だった苦情・クレームの事例分析より………120
　◆苦情・クレームの内容/「わがまま」「イチャモン」は5％のみ
解決困難な事例と医療者の「色眼鏡」……………………126
双方納得できる解決ができなかった事例は，よく落とし穴にはまっている………………………………127
納得できる解決ができた事例とできなかった事例の対応の違い………………………………………………128
クレーマーと通常の苦情・クレームの差は「極薄の壁」……………………………………………………130
苦情・クレームへ対応する担当者へのケア………………131
　◆困難事例で感じるストレスの内容/ストレスマネジメント

困難事例からの学びの可能性……………………………133
　◆何が看護師をサポートしたか/早期の予防策のチャンス
特殊クレーマーへの対応の方法……………………………135
　◆苦情とクレームの違い/対応の基本的考え方/「クレーマー」「モンスター」の予断が危険
特殊クレームの見分け方……………………………………137
　◆特殊クレームの類型基準/根拠のあるクレームへの標準的な対応も必要
医療現場での患者の暴言と暴力……………………………140
マネジメントとしての暴力対策プログラム………………141
　◆身体的暴力と精神的暴力/施設内の暴力に対する対応指針があるのは1割
暴力防止プログラム…………………………………………143
　◆包括的暴力防止プログラム/防止プログラムの基本スキル
医療だからこそできることも伝えてほしい………………144
　◆「患者さんの排除」にならないかの危惧/適切な介入には理念と「スキルの獲得」が条件
苦情・クレーム対応が職員満足度に与える影響…………146
　◆職場の人間関係のなかにある精神的暴力/「共創の医療」を作り出す
医療界が社会に規範を提言する時がきた：航空業界の取組み事例……………………………………148
　◆利用者側にモラルや社会的規範が必要/航空業界の

ケース・スタディ

第Ⅶ章　患者啓発と情報提供に対する医療者の責務　153

情報の非対称性こそが専門家の存在意義……………154
　◆患者と医療者の間の認識の差／患者啓発と情報提供は，専門家としてのオートノミー

国民は独力で医療情報を入手できるか……………156
　◆医療情報の質を見極めることは困難である／医療情報に関する放送倫理／信頼性の担保には第3者の科学的レビューが不可欠

必要な情報を必要なタイミングで……………………158

マーケティング手法による患者啓発……………………159
　◆日本医師会の「小児救急の危機」TVCM

「小児救急の危機」の啓発キャンペーン・プラン試案………………………………………160
　◆目標設定／日本医師会「小児救急の危機」の目標設定を考える／メディア・ミックスの選定／普及曲線を意識したコミュニケーション活動／認知か行動変容かで異なる選択／コンセプト・メッセージの選定／医師会CMの限界／プランニング段階でのコピーやビジュアルのチェック／効果測定はマーケティングに積み残されている課題／NNTは医療経済を視野に入れた評価指標

患者団体による「患者啓発」活動の新しい息吹き……170
患者たちが医師教育に関わる………………………………171
　　◆患者会とのコラボレーション/草の根運動で「医療
　　　不信」を超える

おわりに

患者と医療者の"結び合い"を願って……………………176

引用文献 ………………………………………………………178
参考文献 ………………………………………………………184
索引 ……………………………………………………………186

[道しるべ]
　医療者の警察司法に対する不信と患者の医療者に対する
　　不信………………………………………………………… 24
　過去の薬害の経験が生かされない日本のシステム・エラー…… 27
　医療訴訟からみたジェンダー……………………………… 50
　認知症医療の現状が提起している医療課題……………… 70
　コストをかけない安上がりな安全はない………………… 90
　新臨床研修制度前後で産科，小児科の志望者に変化はない……104
　毅然とした態度で対応するために…………………………151
　地域住民が医師をリクルート：「待ち」の医療から「想いを
　　伝える」へ…………………………………………………173

<Tips>
- 脳性麻痺に対応する無過失補償制度 …………………………… 15
- 医療安全への取り組みが加速 …………………………………… 36
- スイスチーズモデルとストレート・フラッシュ ……………… 38
- HMPS ……………………………………………………………… 59
- TQM とは ………………………………………………………… 66
- Nursing Work Index ……………………………………………… 76
- 病院における看護師の人員配置と患者の死亡率 ……………… 78
- 7:1入院基本料 …………………………………………………… 84
- 臨床研修4か条 …………………………………………………… 101
- 学校現場でのイチャモンの例 …………………………………… 116
- 国際学習到達度調査 ……………………………………………… 118
- 怒りや攻撃性を鎮めるためのスキル実践例 …………………… 144
- 航空機内での苦情・クレームの内容 …………………………… 149
- 定量目標と定性目標 ……………………………………………… 161

はじめに

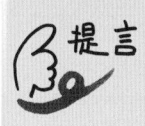 提言　「共創の医療」への3つの取り組み

本書は，医療の中で起こる苦情やクレームを中心におきながら「医療の質」の保証と改善をテーマとしています．すなわち「医療紛争から日常診療における患者不満の解決」までのアプローチ方法についての提案です．筆者はそれを「共創の医療」と名づけておりますが，患者と医療者による「共創の医療」作りとして，3つの取り組みを提案します．

1）医療紛争は，患者側の「医療の質」に対する意思表示の手段としてとらえる．米国の医療紛争改革事例より紛争発生後の解決型アプローチにはあまり期待できないことを認識し，日常診療の「質」向上を通じて紛争を発生させない予防型リスクマネジメントを確立すること．具体的には患者不満を定期的に統計的にモニタリングして，日常診療で継続的な「質」向上に取り組む．医療安全対策と同様に患者不満としての苦情・クレームに対して施設組織全体で体系的に向き合う．

2）「医療の質」は教育でしか向上させることはできない．医師の専門職業集団の自律規範として日常診療の妥当性を評価し継続教育による「質」保証の仕組みを社会に問いかける．

3）医療界の責務として，適切な患者啓発，情報提供を通じ医療制度・医療環境・利用の仕方・疾病情報などに関する患者のリテラシー（知識，教養，能力）を向上させて，相互理解の基盤を強化すること．

はじめに

読者の皆さまへ

◆**日本の主観的幸福度は世界で 88 位**

　2007 年英国レスター大学のホワイト教授が発表した世界各国の「主観的幸福度（Subjective Well-being）」調査結果によると，日本の主観的幸福度は世界 88 位でした．第 1 位がデンマークで，スイス，オーストリアが続いています．アジアの上位は，第 17 位マレーシア，第 48 位シンガポールでした（White, 2007）[1]．従来，国の豊かさは GNP，GDP などの経済的な豊かさを指標にしてきましたが，経済的豊かさよりも国民の生活における幸福さを指標にすべきではないかという動きがあります．2006 年にイギリスで行われた調査によれば，イギリス国民の 81％が国の政策目標を国の経済力ではなく，国民の幸福さの創出におくべきだと報告しています．ホワイト教授は「主観的幸福度」にもっとも強く相関しているのは「健康」であり，次いで「経済的な豊かさ」「教育を受ける機会」であることを報告しています（レスター大学心理学部，2007）[2]．

　国民の幸福度に最も強く影響する「健康」を支える日本の医療システムが急速に崩壊してきていることが低い「主観的幸福度」のランキングに影響している可能性が大きいと考えられます．最近，救急医療，医師不足，後期高齢者医療制度などが，社会的な問題としてマスメディアでも取上げられるようになってきています．

◆**医療崩壊の進行**

　世界最速の高齢化により，日本の医療制度は，財務的に早晩システム不全になることが指摘されてきました．1980 年代から政府は，医療費抑制の名のもとに，病床計画，機能分化，医学部定員の削減，医薬分業，介護保険，後期高齢者保険の創設など，次々と改革を行ってきましたが，2006 年，虎の門病院の小松秀樹氏の『医療崩壊』が出版されて以降，書籍の副題「立ち去り型サボタージュ」が医療現場で進行し，世の中で「医療崩壊」が急速に認知されだしました．地域の病院のみならず，都市部の病院でも勤務医達が立ち去りだし，特に，勤務環境がハードで，訴訟リスクが高いといわれる産科，外科，小児科，救急医療の惨状が叫ばれ

ています.

　1999年の横浜市立大学病院,都立広尾病院などの医療事故が契機となり,マスメディアによる医療事故関連の報道が急増し,報道の基本的な論調は,中立というよりも患者側に立った感情的な内容が多いものでした.ところが,ここにきて報道のスタンスも事態の異変を感じたのか微妙に変化してきています.さらに,医療費抑制策を掲げてきた政府側は,2008年4月の診療報酬改定を約0.4％ではありますが,マイナス改定からプラス改定へと転換せざるを得ない状況となりました.

◆訴訟リスクが防衛医療を招く

　医学界で,静かに進行していた「医療崩壊」が,音をたてた瓦解としてはっきり知覚されるようになったエポック・メークは,2006年2月の福島県立大野病院の産科医逮捕事件です.多くの学会や医師会から逮捕・起訴に抗議の声明が出されました.医学界の意見としては,①癒着胎盤という稀な疾患で,術前の診断や術中の処置は医学的に妥当な範囲内にある,②不測の事態の発生する危険性が常にある医療行為において,力を尽くして懸命な努力をしたにもかかわらず,不幸にして患者を救うことができなければ逮捕・起訴されることは不当である,③十分なリソースのない僻地において一人で地域の産科医療に貢献してきた医師に対して理不尽である,が主なものでした.その後,この逮捕事件が医療従事者を自己防衛を優先する医療へ萎縮させる可能性が指摘されました.その予言は,産科を取りやめる病院・診療所が増え,救急患者の搬送受け入れ先を探すのに時間を要した事案がいくつか起こる形で現実となっています.この事件以来,おそらく数年前までは搬送受け入れをしていたところも,当直医の少ない不十分なスタッフ体制で無理にハイリスクの患者を引き受けては,刑事責任を含めた訴訟リスクが大きいと考えるようになったと言われています(福島県の事案にあたりましては,亡くなられた患者さんとご遺族の方に対して深い哀悼の意を表させていただきます.本事案に対して評価意見を表明しているものではありません.誤解を招かないように述べておきますが,あくまで事案後に医療界で起きていることを記述するために公表されている情報を提示した以外に,いかなる意図もないことを表明いたします).

はじめに

　一方，都立広尾病院や東京女子医大の医療事故のケースでは，カルテ改竄を含めた病院側の対応とその後のマスメディアの一連の医療事故に関する報道がマスコミや国民側に「医療側は隠す」「不誠実だ」という不信感を植え付けることになり，現在までに医療界は「隠さない」「誠実だ」という信頼を回復させるには至っていません．

◆医療者にも生じる亀裂

　このような状況で，不満や納得がいかない患者にとっては，現実的な紛争解決が，医療訴訟か刑事告発という歪んだ方法しかないことを踏まえ，厚生労働省は，「診療行為に関連した死亡に係る死因究明等の在り方に関する検討会」を発足させました．航空機事故などに対応する「事故調査委員会」のような第3者の「医療事故調査委員会（仮）」の設立を目指しているものです．ところが，2007年10月に厚生労働省が第2次試案を発表したところ，地域医師会やいくつかの医師グループから猛烈な反対運動が起こりました．さらに，ある勤務医のグループが，勤務医のための新たな医師会を創設する動きを始めています．「医療事故調査委員会」の影響は，開業医よりもよりハイリスクな医療を行っている勤務医のほうが切実であるのに，日本医師会が第2次試案を容認したことを契機に，日本医師会は勤務医の地位や安全を守るための組織でないというメッセージとなってしまったと言われています（全国医師会連盟設立準備委員会，2007)[3]，（小松，2007)[4]．

　勤務医のための医師会が活動目的の第1番目に掲げているのは，勤務医を巡る労働環境の整備（労働基準法の遵守を含む）です．当直体制，夜間に医療を行う前提となっている人員やコストが，世の中の労働者がすでに獲得している正当な権利として，勤務医に対しても問われることになるでしょう．これまで，研修医の過労死や小児科医の労災を引き起こしてきた勤務医の不当な労働環境を見直したときに，必要になる医師数や人件費の激増を考えると経営が行き詰る病院が多数でてくるかもしれません．特に経営的には瀕死の自治体病院のドミノ倒しを引き起こす可能性があります．

◆根底にあるのは「医療の質」に対する要求

　このように，今，医学界は，システム不全を起こしながら大きく揺れています．筆者は，この原因の根底にあるのは，「医療の質」に対する要求であると考えています．2008年6月に行政側が認めようとしてこなかった医師不足についても量的な拡充への転換が表明されましたが，仮に10年後に医師数を増やしても，その増えた医師に対する質を含めた「医療の質」の保障と改善までやらないと，「医療崩壊」を止め，患者側と信頼関係を結び，紛争を軽減させることはできないのではないかと考えています．

　この「医療の質」の保障と改善とは，医療が専門的であるがゆえに医療者側のプロフェッショナル・ソサエティとしての自律的な取組みが必須です．もしそれができないと，「紛争の場」に不適切な警察介入を受け入れなければならないと思います．

第1章
医療訴訟の現在

提言　日本に適した独自のリスクマネジメントモデルを

　リスクマネジメントには，大きく2つのアプローチがあります．
1）リスクが起こってしまったときにリスクの程度を最小にする発生時対策
2）リスクの予防，抑止対策

　日本の医療現場のリスクマネジメントは，紛争の発生時対策に意識が偏りすぎていないでしょうか．医療版事故調査委員会（仮称），代替的な紛争解決システム（ADR），無過失補償制度など，現状を打開するためには，その導入は必要でしょう．しかし，医療紛争の先進国アメリカにおいて，近年の医療紛争改革では，それらの対策の効果は限定的であることが明らかになっています．
　医療紛争が起こってしまってからでは，真の原因究明がなされない現実は日本に限らずアメリカでも指摘されています．患者側も，医療者側も医療過誤の被害者を生まないこと，紛争を起こさないことがお互いの願いです．それを可能にするのは，日常診療の質の改善を通じて，患者不満を低減させ，結果として訴訟リスクを低減させるというアプローチです．
　アメリカでは，リスクマネジメントと「医療の質」改善の活動が，全く分離してしまっています．海外からリスクマネジメントモデルをもってくるのではなく，日本の文化，独自の医療システムを前提にした新たな予防型リスクマネジメントのジャパンモデルの構築を提言します．

医療訴訟と医療崩壊

　医師が恐れ，やる気をなくすといわれる要因に医療訴訟の増加があります．これは現場の医師にとってだけでなく，経営側においても，必ず視野に入れておかなければならない経営リスクです．言うまでもありませんが，医療訴訟に巻き込まれると当事者である医療者の精神的な負担はきわめて大きく，経営規模の小さい医療施設ほど経営上のダメージを大きく受けます．最近の医師不足の原因である，勤務医の「立ち去り」のひとつの要因とされています（伊関，2007）[5]．

◆医療紛争環境は大きく変わった

　最高裁判所の医療訴訟の公表データによると（図1-1），1992年の訴訟件数はわずか371件でしたが，その後増加傾向を示し，2004年には過去最高で1,100件の新規提訴があったと報告されています．2005，2006年はそれぞれ，999件，913件と小康状態です．それでも，1992年当時と較べると2.5倍あり，医療現場における医事紛争環境は大きく変わったことは間違いありません．医療訴訟の平均審理期間は，1997年に36カ月間でしたが，2006年には25カ月間に短縮されています．とはいえ，約2年間もの長い期間を争い続けなければならないのは，原告（患者側）と被告（医療機関側）の双方にとってつらいものです．医師をはじめとする医療従事者にとって大きな脅威であり，医療訴訟を意識しながらの日常業務はそこに多大なエネルギーを消費していると言われています．

◆勝つ見込みがない訴訟になぜ

　医療訴訟においては，原告側の認容率（原告の勝訴率）は，30〜40％です（井上，2007）[6]．一般の民事訴訟における認容率は85％であり，医療訴訟は原告が不利な紛争なのです．医療訴訟の先進国アメリカでもこの認容率は30％程度と報告されています（石川，2004）[7]．弁護士がつくにしても原告側には3分の1程度しか勝つ見込みがない患者側は，なぜ医療訴訟に踏み切るのでしょうか．現在の医療界には，被害を救済し真実の解明を求める手段が，裁判以外にほとんどなく，やむをえず患者側

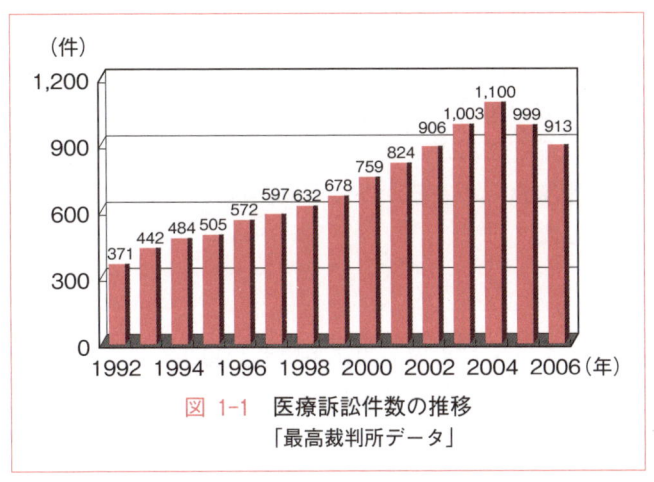

図 1-1　医療訴訟件数の推移
「最高裁判所データ」

が訴訟せざるを得ない側面をもっています．そのために厚生労働省が「医療事故調査委員会（仮）」の設立を目指していますが，提示した第2次試案の段階では，医療者側が，真相究明のみならず，医療者と患者側の信頼関係を醸成するシステムにもならないとして反対する動きをみせています．

医療訴訟の成因については，第Ⅱ章で詳しく述べます．

刑事事件に折れた勤務医たち

通常の社会生活の中で，言い争い，喧嘩ですらできれば避けたいのは，争いを嫌うわれわれ日本人の心性です．民事訴訟でさえも，大きな衝撃であるのに，刑事訴訟ともなるとどれほどのことか計り知れません．前述したように2006年2月に福島県立病院大野病院の産科医が刑事責任を問われ，逮捕されました．また，通常，逮捕には，①罪証隠滅や逃亡の恐れがある場合，②被疑者が自殺する恐れがある場合，③被害者や関係者が被疑者に殴りこんだり，刺殺したりする危険性から被疑者の安全を確保する場合があります．ところが，当該の事案では，3つのどれもあたらない不当逮捕であるとの多くの声明が医学界から出されました．繰り返しになりますが，筆者は，当該事案については，事案内容そのも

のについてコメントする立場にないことをお断りしておきます．
　この事案に対する医療界の反応をみると，医師不足や高い訴訟リスクを抱えながら地域の産科医療の維持に努力しているにもかかわらず，社会的に認知されるどころか，反社会的な行為として争わなければならないのかという絶望感，不安感が多くの勤務医たちに広がったのを感じることができました．

◆刑事事件の特色
　刑事事件の特色は，被害届と告訴を警察に提出することにより，国家権力をバックに当事者以外が捜査に動くということです．被害届は「このような被害を受けました」というもので，捜査するか否かは警察の判断にまかせますというものですが，告訴が受理されると「あの病院を捜査してください」という被害者側の意思が警察に受け入れられたことを意味します．真実の解明を求める患者側にとって，現在の制度上民事か刑事かの裁判以外にその方法はなく，限られた手段のひとつに刑事訴訟があります（石川，2004）[7]．
　さらに弁護士が民事責任追及のテクニックとして，患者側に刑事告訴を勧めることがあるそうです．起訴に至るまでは，刑事告訴はいつでも取り下げることができるために，民事責任を争う上で最終的に示談交渉の材料に告訴取下げを使うことがあるようです（井上，2007）[6]．
　民事訴訟は，裁判経過の中で「和解」という解決の道が残されていますが，刑事訴訟は，いったん起訴されると「和解」はありません．最後まで原告と被告が争い，判決によって決着をはかるしかなくなります．対立の構図が最後まで行き着くしかありません（図1-2）．
　民事責任は，医療者個人および医療施設の開設者を責任追及対象として，損害賠償（金銭）による被害者の"救済"を目的とするものです．これに対して，刑事責任は，医療者個人を責任追及対象として，医療者個人に対して，"道義的責任追及"や改善更生を目的とするものです．医療安全においての世界的なコンセンサスは，エラーは基本的には組織のシステム・エラーという考え方がベースであり，医療者個人の責任を追及する紛争解決は，世界の流れに逆行するとの指摘があります．
　しかし，司法の考え方として，典型的な医療過誤の多くは，個人の過

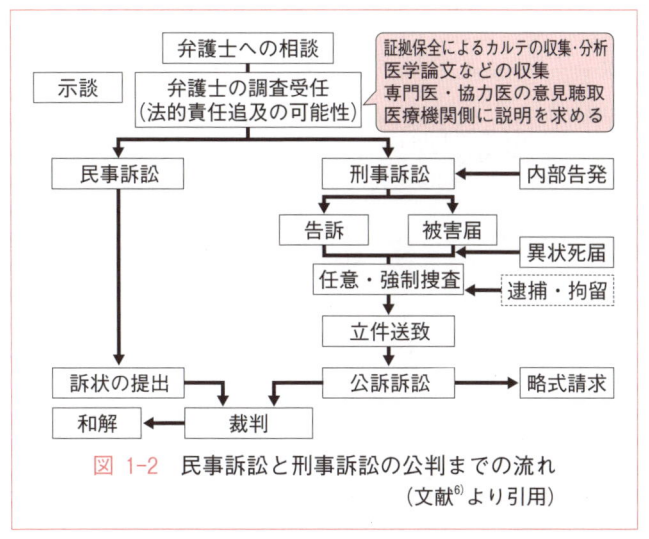

図 1-2　民事訴訟と刑事訴訟の公判までの流れ
(文献[6]より引用)

失が関与しているものが多く，刑事処罰の法体系から医療過誤だけを刑事免責する合理性はないとする考え方があるのも事実です．

◆医師法 21 条

　そもそも医師法 21 条は次のように「異状死体」の届け出義務を規定して，「医師は，死体又は妊娠 4 カ月以上の死産児を検案して異状があると認めたときは，24 時間以内に所轄警察署に届け出なければならない」とあります．この警察への届出規定は明治の医師法施行規則からあるそうです．100 年ほど前からすでに日常診療行為の中に警察司法の介入を容認している歴史的な経緯があります．また，この刑事司法の介入に対して医療界が一貫して反対の立場をとってきたわけでもないようです．

　2006 年 2 月にある地方の大学病院の分院で，家族の延命治療中止の求めを受けて脳死状態の 88 歳の患者の人工呼吸器をはずした医師について，大学内の調査委員会で違法性なしとの裁定が出た（2006 年 3 月）後に，病院側が警察に届け出て，医師が書類送検（2007 年 1 月）されました．編集ジャーナリストの秋元秀俊氏は，「医師が医療行為の是非を警察にたずねる」というプロフェッションとしてのオートノミーを放棄し

I章　医療訴訟の現在

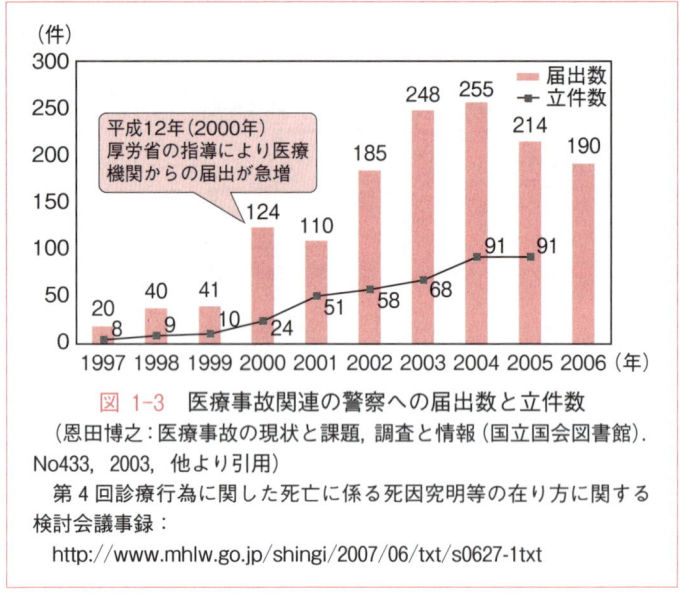

図 1-3　医療事故関連の警察への届出数と立件数
(恩田博之：医療事故の現状と課題, 調査と情報 (国立国会図書館). No433, 2003, 他より引用)
第4回診療行為に関した死亡に係る死因究明等の在り方に関する検討会議事録：
http://www.mhlw.go.jp/shingi/2007/06/txt/s0627-1txt

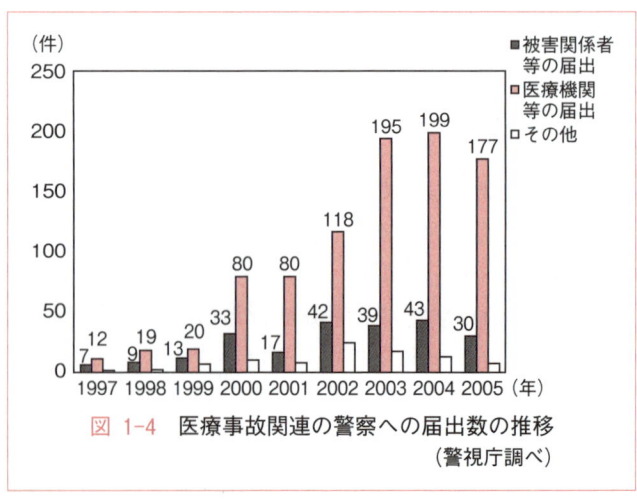

図 1-4　医療事故関連の警察への届出数の推移
(警視庁調べ)

ており，刑事司法介入を自らお願いした事案と述べています（秋元，2008)[8]．その当時に福島県立大野病院の事案が医師法21条違反として起きており，それが病院経営側の判断に影響していた可能性は考えられ

ます．

◆警察への届出数の年次推移

ではこの警察への届出数の年次推移をみてみましょう（図1-3, 4）．1999年までは，50件以下だったのが，2000年以降，急激に届出が増加して2004年に255件とピークとなり，2005年，2006年は減少傾向が見られます．2000年に急激に届出が増えた契機となったのは，1999年2月に起きた都立広尾病院の事件で，看護師が消毒液を点滴薬と勘違いして，誤投薬した事案でした．カルテ改ざんなどもあり，マスメディアが広く扱うこととなり，翌年2000年の起訴を契機に厚生労働省から医療機関に対して届出に関する指導がなされました．2004年4月に都立広尾病院の元病院長が医師法21条違反，虚偽有印公文書作成・同行使に問われ最高裁での判決が確定しました．

届出数とともに警察による立件数（送致数）も2000年以降，徐々に増加しています．しかし，警察の届出数の内訳をみると，被害関係者の届出は，年間30〜40件程度と変化がなく，医療機関からの届出が増加しているのがわかります．したがって，立件送致数の増加はやはり，医療機関からの届出数が影響しているのがわかります．1997〜2005年までの総届出数は1,226件でこのうち立件送致された件数は405件（33％）でした．警察から検察に送致されて実際に起訴にいたるものは，そのうちの10％程度といわれています．さらに，検察が起訴しても，すべてが裁判となるわけではありません．弁護士の飯田英男氏のデータによると，1999年から2004年4月までの起訴79件のうち，公判請求があったのは20件（25％）で，残り59件（75％）は略式請求でした．また起訴対象の職種別の内訳をみると「医師・歯科医師」が60名，「看護師」40名，「その他」12名でした（飯田，2008）[9]．

破綻している医師賠償責任保険

医療紛争により発生する賠償金支払というリスクに対して，最も一般的なリスクマネジメントの方法は，保険加入です．同じようなリスクをもっている個々人が集団をつくり，そのリスクを集団間で転移しあうも

のです．医療分野向けでは損保会社の提供する医師賠償責任保険があります．医師以外にも，看護師，歯科医師，薬剤師向けなどの保険があります．2007年9月時点で医師個人向けの保険料が年額5～7万円程度（補償限度額：1事故当たり1億円，免責額100万）です．日本医師会をはじめ各学会単位で加入できる医師賠償責任保険がいくつかあります．ところが，この医師賠償責任保険は，前述したように医療紛争の増加によって保険安定性が脆弱な状態にあるといわれています．日本医師会医師賠償責任保険は，2002年の時点で，保険金支払いが保険料を約60億円超過する事態に陥り，日本医師会医師賠償責任保険制度検討委員会によって保険料の引き上げが提言され，翌年より保険料が値上げされました（佐野，2002）[10]．

◆ 70億円のファンドに3600億円の潜在的賠償額

しかしながら，神経内科医の池田正行氏の『日常医療危機管理覚え書き』によると「2004年4月9日に開催された日本内科学会での講演，"医事紛争，医療安全対策の課題"で，弁護士兼医師の児玉安司先生によれば，日本医師会の（医師賠償責任保険の）ファンドが70億円，保険会社全体のファンドが数100億円に対し，潜在的賠償額は3,600億円/年（医療機関における年間死亡者72万人のうち，1％が何らかの過誤：明らかなhuman errorでないものも含む：による死亡で，一人当たり5,000万円として）」と潜在的にはすでに破綻状態に近いことを指摘しています[11]．つまり医師賠償責任保険は，児玉氏の潜在的な賠償額の推計を前提とすると，保険商品として健全に賠償リスクを受容するには，保険料を数倍にしないと成立しないことを指摘しているのです．筆者の損害保険業界の知り合いに話を聞くと，やはり医師賠償責任保険の運営はきびしい状態にあり，会社としてはできれば扱いを増やしたくないとの話しを聞きました．

医療訴訟の件数は，ここ数年増加傾向に歯止めのかかった状態ですが，これは医療機関側の医療安全への積極的な取組みの結果，医療訴訟までに発展する手前での話し合いや和解という形での解決が増えているからです．それは，医療機関，患者側にとっても医療訴訟で争うよりもいい形です．ただ，公表されているデータがありませんので私見になります

が，医療紛争における全体の賠償金（あるいは和解金）支払いは増加しつづけるものと考えられます．

誰が医療過誤リスクのコストを負担するのか

そうすると，いずれ上昇する保険料を誰が負担するのかという問題に行き当たります．アメリカでは，賠償責任保険料をそのまま医師個人の負担としているので，高額な保険料の負担に耐え切れなくなった医師たちは，訴訟リスクの高い州での医療から撤退し，訴訟リスクの比較的穏やかな州へ移動するということが起きています．患者にとってアクセスできる医療サービスが縮小するのです（李，2004）[12]．

医療安全における世界的なコンセンサスは，「to err is human」（人はだれでも間違える）であり，ある一定の排除できないリスクは存在し続けるわけですから，保険料は医療提供の必須のコストと言えます（Tips）．

◆医療安全や「医療の質」向上にはコストがかかる

今，医療界で必要なことは，リスクの存在とそのリスクを回避，予防，発生時に対処するためにコストがかかることを患者側にもあらゆる場面を通して理解してもらうことです．病院側から提示する出産費用の説明の中で，脳性麻痺の出生リスク（出生1,000人当たり約0.1人：出生体重2,500g未満でリスクが高まる）とそれへの対応のために無過失補償制度の保険料が〇〇円含まれていることを伝えます（竹下，1989）[13]．単

Tips　脳性麻痺に対応する無過失補償制度

産科領域でその導入が議論されている「脳性麻痺」に対応する無過失補償制度もひとつの選択肢だと思います．この補償制度での保険料の負担方法の議論の詳細は明らかではありませんが，医療機関や助産所単位で加入し，運営組織を通じて保険会社に保険料を支払うことを原則とするようです．注目したい点は，保険料の負担に伴い分娩費用が上昇した場合を想定している点で，出産費用は，保険価格ではないので，医療機関側が価格にコストを転化することも検討している点です．この価格上昇部分は，健康保険組合から支払われる出産育児一時金を増額することで産婦側の個人負担を避けるような手立ても検討されています．最終的には各健康保険の増額支給分に対して国から財政支援されるようです．

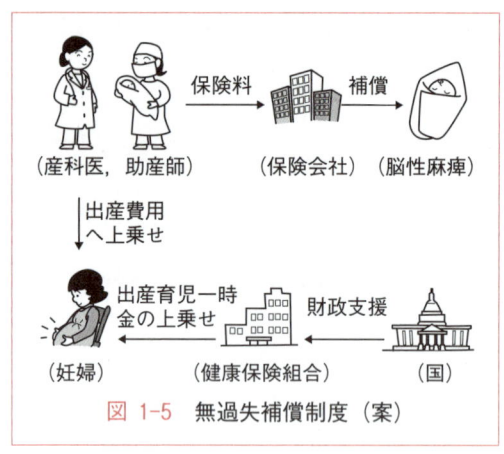

図 1-5　無過失補償制度（案）

に「患者側にやさしい」という視点だけではなく，医療安全や「医療の質」を向上させるためには，コストがかかるという啓蒙の機会としたいものです（図 1-5）．

　この産科における無過失補償制度の議論の中でも補償の対象疾患の絞り込みが，大きな検討課題のひとつでした．仮にこのような補償制度を産科以外の小児科，外科，救急などにも適用しようとしたときには，産科以上に困難を極めるでしょう．産科以上に対象疾患が広く，治療に伴う合併症についてどこまでを救済対象とするのか，医療行為に付きまとう「有害事象」「そもそも治らない」などについて患者がどこまで受容できるかという議論はちょっと考えただけで膨大なものになるでしょう．当然ですが補償範囲を広げれば，補償制度基金のための保険料が増大します．出産費用は自費診療価格であるために弾力的な運用ができることから叩き台の案がでてきていますが，産科以外では，費用は診療報酬点数になり，診療報酬点数の体系で他科の診療行為（特に手術，侵襲の伴う検査など）との整合性などいろいろな問題が起こると思います．ただし，診療報酬に保険料を上乗せするかしないかという議論は，自己負担が 3 割にもなっている中で，患者側に医療安全を確保するコスト，医療に伴う不確実性というリスクを避けようとするコストを「これぐらいコストとしてかかりますが，負担していただけますか」という国民的な議論を巻き起こせる患者啓蒙の機会になると思います．

◆医療安全に関するコスト負担を問うための2つの質問

　安川文朗氏の『医療安全の経済分析』によると，氏は一般市民の意識調査を「自発的支払意志額 willing to pay（WTP）」という非市場財の価値を測定するための手法を用いて行っています．「医療機関の安全性を向上させる目的で，医師や看護師を安定的に確保し，医療情報システムを整備するために追加的な医療費の投入が必要だとすれば，あなたが現在支払っている医療費の何％増までなら支払ってもよいと思いますか？」という問い対しての，回答は医療事故負担引き上げに対して「引き上げには応じられない」（65％）が最も多く，「5％の引き上げに応じる」（24％），「10％の引き上げに応じる」（9％）という順でした．また「引き上げに応じられない理由」としては，「医師や看護師の質を上げるのは，政府や病院の責任であり，国民が負担する必要がないから」（42％），「たとえお金をかけて教育したりシステムを整備したりしても，医療ミスや事故は簡単にはなくならないから」（41％）という2つに集約されました（安川，2004）[14]．医療安全に関するコスト負担を国民に問いかけるには，この2つの設問に対する納得できる答えと説得のためのエビデンスがないと無理という結果でした．ただし，この調査の行われた2003年当時と現在の医療界をめぐる状況では大きく違っているので，同様の調査を現在行うと，結果が変わる可能性はあります．

医療訴訟にあえぐ米国からの教訓

　李啓充氏は，元ハーバード大助教授で大リーグ評論家としても知られ，2007年には『怪物と赤い靴下』（扶桑社）を上梓しています．ボストン・レッドソックスがワールド・シリーズを制覇したのに貢献した2007年の松坂大輔選手，岡島秀樹選手の活躍ぶりを在ボストン16年ならではの視点を交えて描いています．その季氏の『市場原理が医療を滅ぼす──アメリカ医療の失敗』[12]の中に医療過誤の行き過ぎた姿が生々しく描かれています．

　2001年にミネソタ州のある保険会社が医療過誤保険から撤退したことに伴い，保険加入していた，ネバダ州の多く医師が他の保険会社に契約するにあたって新たな高額な保険料を負担しなくてはならなくなっ

I 章　医療訴訟の現在

表 1-1　医療過誤訴訟が増加している要因

> 1）医療ミスに対する国民の意識の高まり
> 2）医療に対する信頼の低下
> 3）医療技術，診断技術の進歩
> 4）医療サービスとしての充実
> 5）弁護士の積極的な姿勢

たため，廃業したり，他の州へ移動する医師が続出して，州都ラスベガスの救急センターが閉鎖に追い込まれる事態に発展しました．最終的には，勤務する外科医の医療過誤保険を肩代わりする緊急策で医療継続を確保したと述べています．

◆米国で医療過誤訴訟が増えている要因

2004 年にハーバード大学公衆衛生学部の David M. Studdert らが『New England Journal of Medicine』に医療過誤訴訟問題を包括的にレビューする論文を発表しました．医療過誤訴訟の歴史的な経緯，医療訴訟の抱える医療・社会的な課題，現在全米で展開している医療過誤の様々な改革策への中間評価などを紹介しています（Studdert, 2004)[15]．その論文によると，医療過誤訴訟が増加している要因として，5つを挙げています（表 1-1）．

◆「第3の波」

「5. 弁護士の積極的な姿勢」については，医療過誤訴訟における弁護士費用を成功報酬ベースとする米国の状況は日本ではあてはまりませんが，それ以外の4つの要因については，日本でも同じ状況にあると思います．米国で 2000 年あたりから起こっている社会問題としての波は，1960 年代，1980 年代に続く「第3の波」（Medical Malpractice Crisis, 医療過誤危機）といわれています．この「第3の波」の特徴として，医療安全に対して国民意識が高まっている点，公的医療保険のマネジドケア，メディケイドに対して患者側が不満を抱え医療に対する不信感を生むようになっていることを挙げています．さらに，李氏のネバダ州での事例にあるように，①保険会社の保険市場からの撤退によって，保険会

社が提供する保険カバー率が低下，②保険市場に残った保険会社の賠償金支払条項が厳しくなり，賠償範囲に十分に対応できない，③保険料の高騰で，保険料が支払えない医師の増加ということが起こっています．過去2回の波のときは，まだ医療界は訴訟リスクのコスト上昇に対応できるほど十分に豊かでありましたが，現在は，公的医療保険やマネジドケアなどコスト抑制の医療環境が拡大して，医師が昔ほど豊かではなくなったことを指摘しています．「第3の波」で問題とされているのが，訴訟リスクの高い診療科，地域（州）への医師の供給が減少する点に加え，防衛医療（Defensive Medicine）が行われていることです．訴訟回避を念頭において，リスク軽減のために不必要な検査，処置，投薬の実施などにより医療費の高騰を招き，推計で年間500～1,500億ドルに達すると推計されています．また，訴訟リスクの高い患者を回避することによる医療へのアクセスが制限されることも指摘されています．

◆米国の防衛医療の実態

2005年に同じくハーバード大 David M. Studdert らは，防衛医療の実態調査の結果を JAMA に報告しています（Studdert, 2005）[16]．

調査地域は医療過誤訴訟リスクの影響が大きな州のひとつであるペンシルバニア州で，対象診療科は医療過誤訴訟リスクの高い救急医療，一般外科，整形外科，脳神経外科，産婦人科，放射線科の医師824人でした．調査の結果，防衛医療（医学的必要性を超えた検査のオーダーや薬の処方，侵襲的な処置）をなんらかの形で行っている医師が9割強でした．このうち防衛医療を「しばしば行う」と答えた医師の回答の内訳は，「過剰な検査59％」「専門医への紹介52％」「過剰な薬の処方33％」でした．特に回答者が最も懸念していたのは「癌の見落とし（24％）」で，これを防ぐために画像診断・生検，専門医への紹介を増やしていました．また，「リスクの高い処置や介入を避ける32％」「高リスク患者を避ける39％」と回答していました．このように医療過誤訴訟によって防衛医療が広がっている実態を定量的に検証していますが，日本でも防衛医療が広がることが懸念されています．医療費の高騰，医学的に不必要なことを実施することによる新たな医療リスクの追加，医療へのアクセス制限など，結果として患者側にとっても不都合な状況は避けなければなりま

せん.

患者救済としての医療訴訟のシステム不全

医療訴訟は,医療者側に過失があり,それによる障害に対して,賠償金の支払いを通じて,経済的に患者側を救済するシステムです.

医療訴訟を起こすケースは,過失の有無は別にして,患者になんらかの障害が起こっています.医療訴訟を10年間追跡調査して,訴訟の賠償金支払の有無を調べた調査結果によると,医療者側に明らかに過失があると判断される事例の約半数は,賠償金はなんら支払われていなかったのです(李,2004)[12].裁判で争われた結果,賠償金支払なしと評決されたものの中には,医療者側に過失があるものの,裁判で争うなかでは証明できなかったものが相当数含まれているということです.救われるべき患者・家族が適切に救済されていないというわけです.さらに,医療訴訟のうち,約70%は賠償金支払いなしという評決がなされますが,それらの裁判を行った運用費用などは,訴訟システムで使われるコストとして大きなものになっています.そのため,医療訴訟関係で使われるコストの1ドルあたり60セントは裁判費用などの事務的な費用に使われてしまい,肝心の患者・家族への賠償金の支払いは,事務的な費用を下回っているのです.これは,労働者保険などで使われる事務的なコスト比率の倍以上にあたります.

医療訴訟と賠償責任保険を通じた患者救済システムは,コスト分配の経済効率からみても非常に非効率なものと言われています.

これら医療訴訟の救済装置としての機能不全が,ここ数年来全米の各州で医療訴訟改革が断行される要因となっているのです.

米国の医療訴訟に対する改革の中間評価

ここ数年,医療過誤危機に対して,全米の多くの州が,多くの改革に取り組んでいます.改革の狙いは,①支払い賠償金の抑制,②訴訟頻度の減少,③賠償保険の保険料の減少,④医師の供給増加としています.具体的には,表1-2のような様々な改革策があります.日本でもこの中

表 1-2　紛争システムの改革の選択肢

	裁判所へのアクセス制限	法的責任範囲	損害賠償金
法的な改革	スクリーニング・パネル 和解の促進 時効のような期日設定	過失責任に応じた 複数を対象にした 法的責任の制限設定	賠償金額の上限 弁護士費用の上限 賠償金の分割支払
システム改革	代替的な紛争解決方法 早期の和解システム 代替的な仲裁システム 事前の有害事象に対する個別契約	代替的な過失基準 無過失補償制度 過失責任の範囲を事前決定	法的責任の移転 個人から組織へ

(文献[15]より引用)

表 1-3　改革の選択肢に対する中間評価

	賠償金の低減	訴訟件数の減少	保険料率の低減
医療機関の支払賠償金上限	×	×	△
原告の賠償金上限	△	×	×
訴訟前のスクリーニング・パネル	×	×	△
時効の設定	△	△	△
代替的な仲裁 (ADR)	△	×	×
弁護士費用の制限	×	×	×

(文献[15]より引用)

の第 3 者的な代替的な仲裁システム (ADR) や産科での無過失補償制度の導入が議論されています．

ハーバード大 David M. Studdert らがこれら改革の効果に関して，文献レビューを行っています．表 1-3 の「△」は，効果を肯定する報告もあれば，否定する報告もあることを示しています．「時効の設定（訴訟を起こせる期日を傷害がわかった時点から例えば 2〜3 年までにする）」が，これからの報告次第では見込みがありそうですが，改革途上の中間報告としながら，どの改革策の効果も限定的であるようです．

また，2006 年にロバート・ウッド・ジョンソン財団が「Synthesis Project」として同様の広範な文献的なレビューによって改革策の効果

表 1-4 改革の選択肢に対する評価（文献レビュー）

(Research Synthesis Report)

* 「0」は文献はあるが，強いエビデンスでない．

数字：(強いエビデンス論文数)	賠償金の低減	訴訟件数の減少	保険料率の低減	医師供給の増加
原告の賠償金上限	効果あり：3 効果なし：1	効果あり：— 効果なし：1	効果あり：2 効果なし：1	効果あり：0* 効果なし：1
過失責任に応じた複数を対象にした法的責任の制限設定	効果あり：— 効果なし：0	no studies	効果あり：0 効果なし：1	効果あり：— 効果なし：0
時効の設定	効果あり：1 効果なし：2	効果あり：2 効果なし：1	効果あり：1 効果なし：0	no studies
弁護士報酬の制限	効果あり：— 効果なし：4	効果あり：— 効果なし：1	効果あり：— 効果なし：2	効果あり：— 効果なし：0
賠償金・補償金支払の一元化	効果あり：2 効果なし：3	効果あり：1 効果なし：1	効果あり：— 効果なし：5	効果あり：— 効果なし：1
訴訟前スクリーニング・パネル	効果あり：— 効果なし：5	効果あり：— 効果なし：1	効果あり：1 効果なし：1	no studies
賠償金の分割払い	効果あり：— 効果なし：3	効果あり：— 効果なし：1	効果あり：— 効果なし：0	効果あり：— 効果なし：0

(文献[17]より引用)

に関して検討しています（表1-4）（Michelle, 2006）[17]．その報告書でも「原告の賠償金支払の上限設定」が，賠償支払額や賠償責任保険料の低下にある程度効果があると報告しています．それ以外の改革策は，いまのところあまりはっきりした効果が確認されていないという結論でした．

日本の向かうべき方策

◆患者と医療者の双方が納得する解決策を模索

　現在，日本で導入が検討されている第3者による代替的な仲裁システム（医療事故調査委員会）や産科の無過失補償制度も，アメリカの研究では，改革の効果がはっきり確認できていません．2008年6月に日本医療メディエーター協会主催の国際連携講演会で来日したコロンビア大学ロー・スクールのキャロル・リーブマン教授は，「残念ながら，ADRに

よる解決にも現実的には難しいことが多い」とADRのアメリカにおける最新の事情をコメントしています．リーブマン教授は，ペンシルバニア州医療事故責任制度改革のための調査責任者として，医療機関の初期対応へのメディエーション技法の導入を提言し，紛争初期に院内メディエーターによる患者側と医療者の双方が納得する解決策を模索するアプローチを推進しています．

◆ 2つのシステムの限界

　無過失補償制度を導入したスウェーデンでは，訴訟数が10分の1になったとの報告があるものの，日本において，紛争リスクを抑止するのかはわかりません．現在産科で検討されている制度案は，対象が脳性麻痺に限定されている点と憲法上，訴訟を起こす権利が国民に保障されているため医療訴訟件数を減少させることになるのか懐疑的な声があります．

　アメリカで一定の紛争リスクの回避に効果があった賠償金支払の上限設定に対しては，医療安全の観点で医療者にはある一定以下のリスクしかなくなるので安全に対する意識が"ゆるむ"のではないかという懸念があります．また，傷害の程度の大きな患者・家族の救済が放置されてしまうのではないか，特に経済的な基盤の弱い女性や高齢者が不利益を被るのではないかと指摘されています．

　日本の訴訟による紛争解決の現状では，医療者，患者側の両方ともに救われない現状があることは述べてきました．少なくとも仲裁システムと無過失補償制度の2つのシステムの導入によって，現状を少しでも改革する方向への一歩を早急に踏み出す必要はあると思います．ただ，アメリカの現状を見る限りそれほど，2つのシステムの導入に過大な期待をすべきではないと思います．前述の改革策への評価は，個別の改革策への効果を検証したものですが，これら改革策を複数組み合わせる必要があるのかもしれません．

医療者の警察司法に対する不信と患者の医療者に対する不信

　警察庁のデータによると1997年から2005年に405件の立件送致があり，少なくとも立件送致の事案に関係した医療者に警察の事情聴取が行われています．2008年1月に財団法人生存科学研究所が主催したシンポジウム「診療関連死とプロフェッショナルオートノミー」（会場：東京大学鉄門記念講堂）でのパネルディスカッションの発言を聞いて衝撃を覚えました．ある刑事訴訟の被疑者となった医師が取り調べの様子を次のように述べていました．警察側が立件送致するあるストーリー（ある個人の過失責任を問う）のもとに，①ターゲットとする被疑者医師以外の関係医療者の事情聴取では，警察側が描いた被疑者をターゲットとしているストーリーを固めるために，「あなたたちは，大丈夫だから，こういうことでしょう？」という供述を引き出していく，②ターゲットとなっている医師は取り調べの中で，「業務上過失致死」ではなく「殺人罪」にするという恫喝をかけて供述をとろうとしたというのです．この恫喝に医師は「殺人罪での立件になると実名報道となり，家族に迷惑がかかる」というきわめて大きな精神的なプレッシャーを感じたといいます．その医師は，書類送検後，最終的に不起訴処分になったそうです．また，別の医師の話では，取調べ中に警察官に医学的に間違っている点を指摘すると，その取調官本人は認めるものの，その上司からの指示で，警察がいったん立てたストーリーに従って供述を取ろうとしたといいます．この医師は，「警察は，立件すると実績になり，不起訴になっても気にすることはないので，立件に対して謙抑的ではない．しかし，検察は，起訴して無罪だと問題になるので，謙抑的だ」とコメントしていました．なお，医師賠償責任保険は民事紛争における患

者側への支払賠償金関係（弁護士費用も限度内であれば含む）をカバーするものです．刑事訴訟で，後者の医師は，不起訴となるまでの弁護士費用などで500万円かかったそうです．また，休業所得保障保険は，病気や怪我による休業を補償するものをカバーするもので，取調べや公判での休業に対する補償はありません．

　参考までに，取調べを受けたときの注意事項を列記しておきます（井上，2007）[6]．
1）一番の証拠となる供述調書に十分注意する．自分の意思で正確に答えるようにして，答えた内容が正確に記述されているか確認する．
2）答えたくない（答えられない）ことには，黙秘権を使う．
3）自分の意思に反して，罪を認めない．
4）最終的な供述調書に納得できなければサイン，捺印しない．
5）逮捕されても，通常3日間，最長で23日間が勾留限度で，この間に精神的に孤立しないために，弁護士の依頼権を行使し，弁護士と接見する．

　一方，同じ会場で，医療過誤の患者側支援団体や患者側の弁護士の発言を聞くと，多くのケースで，医療者側の情報隠しやデータ改ざんが，行われている実態を指摘する発言がありました．紛争場面になったときの医療者側への根深い不信感を垣間見ました．石川寛俊氏の『カルテ改ざんはなぜ起きる―検証：日本と海外』によると，2004年に医療過誤訴訟を担当した弁護士に対してアンケート調査行った結果，回答96名中，カルテ・看護記録に改ざんがあったのは約6割の57名でした．改ざんの内訳は，「抹消された箇所がある」(24名)，「訂正か加筆された」(56名)，「差し替えられた」(16名)，「あるページが抜き取れていた」(7名)と報告しています（石川，2006）[108]．

当事者の医療者が誠実であろうとしても，紛争対決に負けたくない病院組織が，悪質な改ざんをしないまでも，医療者個人の良心にしたがった誠実な情報開示ができない状況を生んでいることもあると言われています．そこには，病院側の弁護士のアドバイスも影響しているので，医療者側だけの意思というわけではないと思われます．

　両者の間に横たわる不信の構図は，刑事司法（国家権力をバックとする刑事法）の専門家（警察，検察）⇒被疑者（医療者），医療の専門家（医療者）⇒患者という，情報の非対称性と力関係によるものと言えます．弱い立場に立たされた側が，強い立場側からの不誠実・不当行為を受けるというものです．すべての事案でこのような憎悪にも似た不信の感情を抱くようなことが，起こっているかはわかりません．送致されない事案を含めて，警察側が何を疑い，どのような真相究明の捜査を行ったのか明らかにされていません．また医療者側も，患者側にどのように誠実に対応したのか，あるいは不誠実，不当行為があったのか明らかにしていません．対立の構図から信頼関係を構築へ転換するには，シンポジウムのテーマであるプロフェッショナル・オートノミーが鍵になると思います．情報と力をもった専門家の自律規制として，自分達の行為をピア・レビューして広く社会に公表し，不適切なことがあったときには，自らを処分して，社会的な認知を得ていくことではないかと考えます．例えば，データ改ざんした医療者側を医療界として，有罪確定になるかならないかにかかわらず，行動規範違反として，「データ改ざんしたら医療界から追放処分」にするといった厳しい姿勢を示すのです．患者側が「そこまでしなくても」というぐらいの厳しい姿勢を示せるかが鍵になると思います．現在は，医道審議会による処分は行政処分であり，医師会や学会からの自発処分ではありません．また審議会の処分の判断基準は，刑事罰が確定した医療者が対象であり，データ改ざんした不正直さについてよりも，刑事罰を受けたということが処分基

準になっているように思います．規範は行政と離れたものとしないと，専門家集団としてのオートノミーは確保されませんし，行政によるコントロールから逃れることはできません．

道しるべ 過去の薬害の経験が生かされない日本のシステム・エラー

　薬害C型肝炎訴訟の和解協議は，福田政権を揺るがしかねない状況に至り，2008年1月，ついに薬剤が投与された時期を限定しない一律救済の議員立法による解決が図られました．この薬害の原因責任について，政府は，許認可行政によることを基本的に認め，法案成立後に首相談話の中でコメントを出しました．

　2007年11月に，サリドマイド禍で生まれつき手のない実在の女性をモデルとした映画『典子は，今』(1981年度公開)が四半世紀を経てDVD化されました(松山，2007)[110]．その映画を見て，この国で起こっている薬害の構図が，なんら変わっていないことに強い衝撃を受けました．映画に主演したモデルの白井のり子さんが，『典子44歳，今，伝えたいこと』(2006年)を出版されましたが，その中でもこの薬害の構図が変わらずにあることを述べています(白井，2006)[111]．

　サリドマイド，スモン，HIV，肝炎の薬害をみると，同じことが繰り返されています．企業倫理の欠如した製薬会社の責任もあるのはいうまでもありませんが，医薬品の許認可を与える行政側の「作為・不作為」が核心にあります．サリドマイド薬害事件の場合は，1961年11月，ドイツ・ハンブルク大学のレンツ博士の警告により，欧州各国ではサリドマイドの使用が中止されていたにもかかわらず，日本では販売した製薬会社や厚生省がその警告や情報を無視し，さらに9カ月間以上も販売が続けられたため，その間

に被害児の数は2倍になったといわれています．

　薬害ではありませんが，ハンセン病の隔離政策は，遅くとも1960年頃には医学的にはその必要性が失われ，抜本的に政策変換する必要があったにもかかわらず，1996年まで40年近く隔離法の廃止が遅れました．「らい予防法」に関する違憲国家賠償請求訴訟は，隔離政策を継続した行為に厚生省の国家賠償法上の違法性および過失があると認めるとともに，国会議員が議員立法で隔離法を改廃しなかった「不作為」の責任も認めた熊本地裁の判決に対して，2001年に政府が控訴を断念して決着をみました．

　このような「不作為」は，行政システムのもつ同じ病根として指摘されています．そもそも官僚機構は，「事なかれ主義」と揶揄されるように現状を変えるアクションを起こすモチベーションが低く，利害関係者が多い事案ほど「不作為」が働く組織的な慣性を内包しています．これを防ぐためには，何か起こったときに，とるべきアクションを義務付けて，そのアクションについても妥当なアクションであったのかを検証し，責任を明確に問う仕組みが必要です．行政担当者が替わったとしても，在任当時の「不作為」が明らかになった場合は，その担当者の退職金を「不作為」の程度によって減額もしくは不支給にするなど，「事なかれ主義＝不作為」が行政担当者の個人的なインセンティブとならないようにするのはどうでしょうか．責務を「不作為」によって果たさなかったという考え方です．

　こと薬事行政において具体的には，承認後の，①国内でのモニタリング，②海外でのモニタリング情報の収集と評価，それに続く対応策の実施です．現在の安全対策としてすでに①②の運用システムはありますが，「不作為」が起きない仕組みや行政の判断を評価する仕組みがないのです．例えば，ある有害事象が起きた場合，薬剤との因果関係不明でも，どのくらいの頻度であればあるいは死亡例を含む重篤例がどのくらいの例数であれば，「注意喚起」「使用制限」「使用中止」などの警告や命令を発動するのかの，

具体的指針は示されていないのです．これは発令を出す行政のみならず，製薬企業，医療機関の関係者間で事前の共有事項として提示されて置くべきものと思います．

　「使用制限」「使用中止」についての判断は，医療現場が混乱するということがよく言われますが，薬害を未然に防ぎ，結果として患者さんのためになる混乱があるとしても医療安全のためのコストとしてとらえるべきではないでしょうか．薬害に苦しむ人を出さないことはもちろんのこと，薬害訴訟や補償のコストを考えれば，必須のコストです．ここ数年，医療現場で積極的に取り組まれている医療安全でも，薬剤について何か疑念があっとときには，「まずは，投与しない」がセオリーとされています．当たり前ですが，投与しなければ，薬による有害事象は起きないからです．本当に有用な薬剤であれば，再度，評価を慎重に行った上で使用再開や承認し直してもよいわけです．

　また，製薬企業からのモニタリング報告があったときに，企業側がどのような対応を行政側に提案していたかも，公表議事録として残せば，その後に行政側からでてきたアクションに対して，行政判断と企業側の責任を明確にできるのではないでしょうか．また，その議事録を製薬企業ごとに集計し公表していくと，どの製薬企業が真摯な姿勢で医薬品の安全性確保に取り組んでいるかがわかり，結果的に製薬業界の倫理的行動を促すことも期待できます．

　薬害防止という視点についてみると，医薬品医療機器総合機構の承認審査業務に投入されているリソースを，安全対策業務に質・量ともに拡充する予算，人員をもっと投入する方向へ思い切ってシフトしたほうがよいのではないでしょうか．

　イレッサや抗ウイルス薬ソリブジンのように承認直後に，臨床試験段階ではわからなかった重篤な副作用が明るみ出ることがあります．これは，開発時の臨床試験では，対象患者の条件，併用薬などが厳密にコントロールされ，臨床試験を行う施設・医師も

専門性の高いところで行われているため,実際に市販後の薬剤の使われ方が臨床試験のときとはかなり違ってくるからです.したがって,より市販後のモニタリングのシステムが重要です.イレッサの承認については,世界に先駆けて承認した異例のスピード承認であり,全例調査や使用施設・医師の制限という選択肢を考慮することで,重篤な間質性肺炎という副作用の拡大を防げた可能性が指摘されています.

アメリカでは,近年,サリドマイドが癌の治療薬として承認されましたが,安全な使用を確立するため「System for Thalidomide Education and Prescribing Safety（略してSTEPS）」という非常に厳格な処方管理システムが導入されています.このシステムでは,サリドマイドを処方する医師は登録制で,服用する患者は,サリドマイドの催奇性および避妊法を学び,薬を他の人に分け与えないこと,治療後,薬が余った場合は返却する同意書を医師に提出しなければなりません.処方箋にその同意書を添付して登録薬剤師に提出して初めてサリドマイドを受け取ることできます.さらに,患者は毎月1回,妊娠の可能性がある性交渉をすべて報告し,定期的に妊娠検査を受けることを義務づけている厳しい薬害防止プログラムです.もちろんすべての薬にこのような管理システムは必要ありませんが,薬害の歴史を繰り返してきた日本であるからこそ,世界を先導するような安全管理システムの構築を強く提言したいと思います.

最後に,より安全対策業務にリソースを投下すべきだというもうひとつの理由は,そもそも日本の承認審査結果の現状は,承認内容がほぼFDA追従となり,FDAが承認したものと変わりないものになっています.誤解のないようお断りしますが,審査官は懸命に審査業務を行っていますが,結果的にFDAと同じようになってしまうということです.その背景の要因として,①製薬企業側のグローバル臨床試験体制が進んで,国ごとに申請内容が異なることが少なくなっている,②日本の申請データとして海外

治験データを受け入れるようになっている，③日本オリジンの医薬品が激減し，現在承認されている7割程度は海外オリジンになっている，④内資系製薬企業でも海外での臨床試験を先行させるようになっている，などが挙げられます．

　これを前提に考えるとドラッグ・ラグの究極の解決策は，FDAあるいは欧州医薬品庁（EMEA）で承認されたら，日本でも自動的に承認し，市販後の有効性や安全性を厳密にモニタリングしていくほうが国民の利益につながっていくと思います．過去のサリドマイド薬害では，アメリカのFDA（食品医薬品局）は，審査官F.C.ケルシー博士がサリドマイドの副作用，安全性に疑問を抱き承認していなかったため，治験段階に数名の犠牲者を出しただけに被害を抑えることができました（Burkholz, 1997）[112]．また，肺がん治療薬のイレッサにおいては，FDAは，日本の承認後に一旦は承認したものの，その後の臨床試験の結果から，生存期間の延長が認められないことから，新規患者への投与を禁止する措置をとりました．ヨーロッパでも，製薬会社が申請を取り下げたために，承認されていません．

　少なくとも，日本の承認審査体制の質，コスト，スピードがFDAよりも優れているとエビデンス・ベースで言い切れるまでは，上記対応で国民が不利益を得ることはあまりないと考えます．

第II章
医療紛争の成因論

提言　リスクマネジメントの究極のロジック

　医療紛争の「芽」は，日常診療の患者不満の中にあります．その患者不満の表明である苦情クレームに日常的にしっかり対応することが，「究極のリスクマネジメント」であるといえます．

1）医療紛争の背景や原因は，患者―医師関係，コミュニケーションの良し悪しを示す患者満足度（患者不満）に反映されることが多い．
2）日常的な不満の発生➡患者からの苦情・クレームの発生➡医療訴訟を含む紛争発生には，統計的に有意な相関が認められている．
3）「医療の質」の2大アウトカムのひとつ患者満足度を普段から満足度調査によってモニタリングし，継続的に改善していくことが日常診療の「質」改善そのものである．それこそが超早期の予防型リスクマネジメントである．
4）超早期の対応であるために，紛争における感情的な対立も少なく，医療者が「教訓」を得る教育効果がより期待できる．

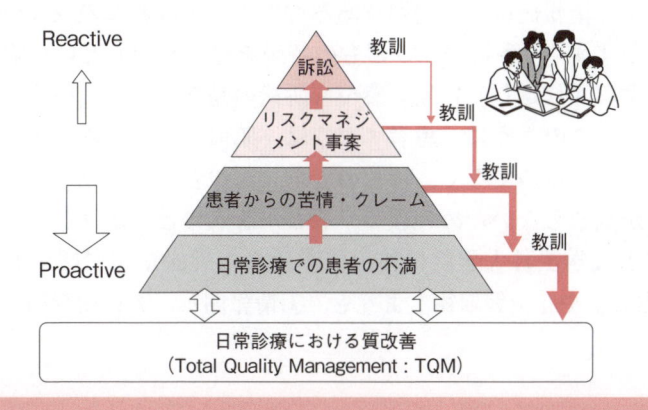

医療訴訟を起こすきっかけと理由は

　患者・家族が訴訟を起こすきっかけや理由はどのようなものでしょうか．Hickson は米国フロリダ州で 1986 年から 1989 年に新生児に重篤な障害が残ってしまったか，死亡してしまって訴訟を起こした裁判所に記録のある 368 家族の内から，住所などを特定することができた 169 家族（特定率 46％）を対象に訴訟のきっかけや理由について電話インタビュー（約 90 分）を行いました．そのうちインタビューが完全に行われて分析可能だったのは，127 家族でした．この調査は直接原告側に定性的な情報を収集した貴重な研究です（Hickson, 1992）[18]．その結果によると，「あなたのお子さんあるいはあなたが受けたケアの何が問題だったのか」については，表 2-1 の項目が上がりました．1 家族あたり 2.4 項目の回答でした．

　訴訟のきっかけや理由としてあげられた上位は，表 2-2 のようなもので，1 家族あたり平均 1.4 項目の回答でした．

◆トップは知人からのアドバイス

　訴訟のきっかけのトップは「知人からのアドバイス」であり，その知人の半数以上が医療関係者でした．医療関係者の専門的な立場から医療の妥当性について訴訟に値いする疑いがアドバイスされているということです．

　2 番目は，「障害の残る子どものケアに対する補償」を求めるもので，医療訴訟の本来の目的に沿ったものです．3 番目や 5 番目は，「患者—医師関係」や「情報提供」に問題があるもので，後ほどこの点について詳しく分析します．4 番目の「こどもの将来を奪われた」という強い被害者意識による「仕返し」に近い感情も訴訟の動機になっていることを示しています．このように，患者・家族は，賠償金を求めることを唯一のゴールとしているのでなく，情報の要求，医療者への怒り，他の患者で同じことが起こらないための願い，などが訴訟のきっかけとなっています．早稲田大学法科大学院の和田仁孝氏らの訴訟意図に関する研究でも，「仕返し」や「金銭取得」よりも，①情報開示，②真相究明，③謝罪

表 2-1 「あなたのお子さんあるいはあなたが受けたケアの何が問題だったのか」

1) 胎児仮死の処置が不適切であった	57%
2) 胎児仮死を見逃した	53
3) 帝王切開をしなかった	33
4) 医師が必要なときにいなかった	29

表 2-2 訴訟のきっかけや理由

1) 知人からのアドバイス（医療関係者が多い）	33%
2) こどものケアにお金が必要	24
3) 医師が正直・誠実でなかった	20
4) こども将来がなくなった	20
5) 真実を知りたい	20

（誠意），④再発防止などが主なものであったと報告しています（和田，2001）[19]．

◆ Ambulance Chaser が訴訟の原因ではない

筆者は，個人的には，Ambulance Chaser（救急車を追いかける人：交通事故の被害者が乗った救急車を追跡して，被害者またはその家族に会って，医療者に損害賠償金を請求するようもちかけて，その一部をせしめようとする弁護士）と揶揄されるように，弁護士が訴訟を起こすきっかけとして上がってくるのではないかと考えていましたが，上位に上がっていないのが意外でした．この 127 家族の中で，医療過誤をまったく考えていない時に，ある患者会で弁護士と会って，訴訟を起こしたという 1 家族のみが同定されただけでした．前掲した医療訴訟改革の有効性を文献評価した「Research Synthesis Report」（Michelle, 2006）[17]の中で，「弁護士の報酬制限」に医療訴訟件数の減少効果はないという結果が示されていましたが，フロリダ州の電話調査結果を考えれば，納得できる結論です．Ambulance Chase という言葉によって，医療訴訟＝悪徳弁護士というイメージが作り出したバイアスだったということです．

医療者側からみた訴訟の原因分析

現在，医療現場では，医療安全に対して積極的に取り組んでいます（Tips）．

事故事例の収集分析には，「ひやりハット事例」を集めるインシデント・レポートがあり，このインシデント・レポートから発生原因を特定して，今後の発生防止に役立てるのです．このときに用いられる原因分析の手法に，フィッシュボーン分析法（特性要因分析法）があります．この手法を使って医療過誤事例を原因分析した研究から訴訟原因を見てみましょう（White, 2004）[20]．

◆北米型 ER での原因分析

対象は，産科とともに訴訟リスクが高いと言われている救急領域のもので，"カントリーミュージックの首都"といわれるテネシー州のナッシュビルにあるバンダービルト大学医学部の救急部のデータです．年間6万〜7万人の救急患者（軽症から重症まで幅広く診察する北米型 ER と呼ばれる）を診療しています．

分析したケースは，1995年から2000年までの間に保険会社にファイルされた74ケースで，保険会社が紛争リスクの可能性が高い医療訴訟に備えて調査したものです．医療訴訟にまでいかなかったケースも含まれます．医療安全のトレーニングを積んだ分析チームが，フィッシュボーン分析を用いて原因をまとめたところ，表2-3のようなものが上がってきました．

この結果は，医学的な診断の失敗以外に，院内のチーム連携体制，コミュニケーション，患者側の要因，患者のフォローアップ体制，スタッ

> **Tips　医療安全への取り組みが加速**
> 2007年4月の医療法改正によって，診療所・クリニックを含む全医療機関で医療安全に関する取り組みが義務化され，医療安全への取組みの動きが加速しています．具体的には，①医療安全管理委員会の設置，②医療安全に関する職員研修の実施，③事故事例の収集と分析です．

表 2-3 訴訟の原因分析

1．診断の失敗（診断ミス，診断の遅れなど）	45%
2．監督・監視・指揮の問題（レジデント，専門医のコンサルテーション）	31
3．コミュニケーションの問題（対スタッフ間，対患者など）	30
4．患者側の要因（再受診・服薬などの指示に従わない，精神疾患，飲酒・薬物服用）	24
5．フォローアップ体制・プロトコール不備・スタッフ配置の問題	20
6．カルテ記載などの記録の問題	20

フ不足，カルテ記載などの記録の問題など，いくつかの要因が絡み合って訴訟原因をつくっているというものでした．医療者個々の問題というよりも，医療を提供するシステムが生み出す「システム・エラー」としてとらえるべきだという医療安全のセオリーは，このような分析結果から導きだされたものです．医療訴訟，特に刑事訴訟の場合は，個人の責任を追及するものであるために，真の原因追求とかけはなれてしまい，再発防止の「学び」に結びつかないと言われています（福井訳，2007)[21]．

ストレート・フラッシュ理論

◆ 4つの要因

『ER・救急のトラブルファイル―診察室のリスクマネージメント』は，米国のER・救急現場において患者側からの強いクレームで院内や院外の調査委員会での査問や訴訟となった約90の具体的なケース分析を集め，日常診療へ失敗の「教訓」をどう反映すべきかを提示した本です（太田，他訳，2007)[22]．約90ケースは，「患者の受け止め方」「肺塞栓」「救急部における医師間のコミュニケーション」「心血管系」「頭部外傷」「脳血管障害」「産科・泌尿器科」「薬物の問題」「消化器系」「外傷」「整形外科」「気道確保」「入院の必要性」「さまざまな問題」ごとに集められています．これらケース分析の総括では，分析対象となったケースの根本原因として4つの要因の枠組みを提示しています．①病気の重症度，②非定型的な症状（診断上はっきり鑑別できる典型的な症状を呈さない），③医師側の鋭敏さ，④患者関係です．この4つの要素が増えるごとに，重大な事案に進展するリスクが増大していきます．ケースで取上げられた

ような重大な事件や重大な訴訟に発展する確率は，トランプのストレート・フラッシュのように4つの要因が出揃うときわめて高くなるとしています．これは，医療安全の概論にでてくる「スイスチーズモデル理論(Tips)」と共通の考えかたです（河野，2004）[23]．

まず，「医師の鋭敏さ」について，診断的洞察力は，経験や研修によって磨くことができます．その鋭敏さは，患者の容姿，言動などから抱いてしまう認知のゆがみ，思い込み，長時間勤務での疲労，イライラ感，精神状態，健康状態なども影響します．このような影響を避ける努力や影響を受けるという自覚がないとピットフォールにはまり込んでしまうのです．そして，この本の最も強力なメッセージは，「患者関係」を最優先している点です．それは，最初の章に14のケースからなる「患者の受け止め方」をもってきていることから分かります．表がケースから導き出された教訓です．ケースごとに，教訓を"やらなかった"ために重大なトラブルを味わうことになった分析結果が提示されています．

「（患者も医療者も）満足のいく結果を得るためには，常に好ましい患者—医師関係を維持することである」というものです（表2-4）．

◆訴訟というストレート・フラッシュを作らない

福井大学医学部附属病院救急医学教授の寺澤秀一氏は，この本の推薦文の中で「多くの研修医や指導医は，ERにおける研修では医学的な知識や技術の習得が最重要課題だと誤解している．著者はER研修で最も重視すべきものが何であるかを見事に示してくれている．この本はわが国のER診療と研修に役立つだけでなく，医療に携わるすべての方々に

Tips　スイスチーズモデルとストレート・フラッシュ

スイスチーズモデルとは，チーズにできている穴を事故防止の穴と見立て，複数の事故防止の穴がそろってしまい貫通すると事故が発生するというものです．事故を防ぐには事故対策の穴の有無を常に監視し，そして穴を発見したならばそれをすぐに塞ぐ必要があると提唱されています．

ストレート・フラッシュとは，4つの要素のうち前者2つは，そのような背景をもつ患者が来院してくるか，来ないかは，医療者側ではコントロールできる問題ではありません．後者2つは問題解決能力と意思疎通能力であり，ストレート・フラッシュとならないような軌道修正は可能であり，ここを鍛えていこうという考え方です．

表 2-4 救急外来でのリスクマネジメント―患者関係

	教訓
態度	患者とその家族の感情に敏感でなければならない 自分の親や子どものように接する プロ意識のない治療態度は，いかに治療内容がプロフェッショナルであっても，良い結果をもたらさない 無礼な態度は完全に防ぐことができる．医者の無礼により，患者は敵意のバリアをつくる
敬意，共感	敬意を表す．敬意は気配りにより伝わる．医師側から共感を示すこと 常に共感をもつことは難しいかもしれないが，必ず報われる
配慮	痛みを伴うかもしれない診察や検査の際には常に言葉をかけて，患者に心の準備をさせる 患者に苦痛が伴うようなことがわかれば，必ず謝る 医師は常に予後の見込みと，患者とその家族への気遣いを言葉にして表現しなければならない
言葉，会話	患者やその家族を侮辱と誤解されるような批判的な言葉を口にしてはならない 帰宅指導書に軽蔑や批判と受け取られる可能性があるコメントは書かない．否定は人間にもっとも強い感情を引き起こす 患者やその家族の耳に届く範囲でなされた会話は，すべて聞かれているかもしれないと認識すべきである 患者に聞かれる可能性のある軽率な言葉は，避けるべきである．そうした言葉は救急部にある種の雰囲気をつくりだし，結果として緊張感を欠いた医療現場を作り出す 医師と患者のコミュニケーションがうまくいかないときに，潔く謝る
思い込み	身なりや訴えの内容，ナースからの吹き込みに基づく主観的な判断は排除するように努める 救急医は，最初に患者に接触した医療従事者の皮肉っぽい判断をそのまま受け取らないように注意する

(文献[22]，pp5〜40 より引用)

多くの示唆を与えてくれるはずです」と述べています．
　医療者側の可変要因である患者関係を，常日頃から良好なもとする意志と技術が訴訟というストレート・フラッシュをつくらないためのリスクマネジメントそのものなのです（図 2-1）．

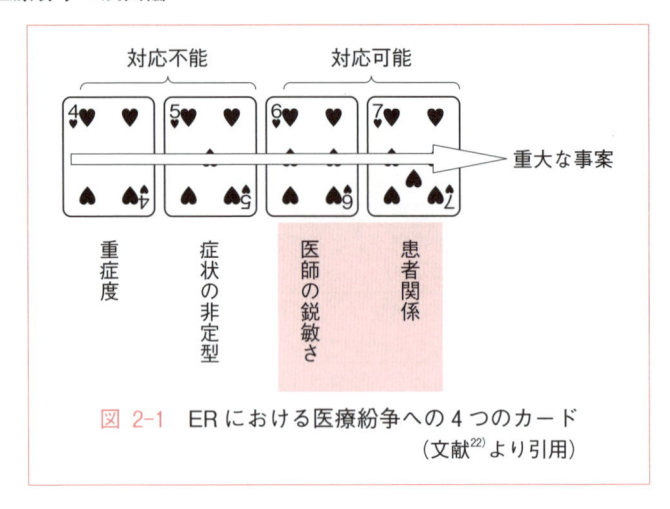

図2-1 ERにおける医療紛争への4つのカード
（文献[22]より引用）

医療訴訟を起こす背景：
患者―医師関係，コミュニケーション

◆訴訟を起こした患者・家族とのコミュニケーション

　前述のフロリダ州の訴訟を起こした家族への追跡調査報告では，ケアの医療的な妥当性を疑い，様々な意図から訴訟を起こしたことがわかりました．それら意図の中には，医療者が正直・誠実でないなどの患者と医療者間の信頼関係が壊れていることを示したものがあります．実は，そのフロリダ調査では，患者から見た医師関係やコミュニケーションの実態についても確認しており，回答したほとんどの家族が医師とのコミュニケーションになんらかの不満を感じていました．「こどもが死亡あるいは障害が残るかもしれないと誰も説明してくれない（70％）」，「間違った説明をされミスリードされた（48％）」，「医師が説明しない，質問に答えてくれない（32％）」，「医師が話しを聞いてくれない（13％）」などと回答していました．

◆訴訟行動のプロスペクティブ・スタディ（前向き研究）

　医療訴訟には，患者―医師関係が大きく影響しているといわれていま

す．フロリダ州の調査結果は，レトロスペクティブ（うしろ向き）な検討結果です．次に，プロスペクティブに，患者関係が訴訟に影響するのかを検討した研究結果を紹介します（Moore, 2000）[24]．この研究では，同時に医療訴訟において合併症の臨床上の重症度が，訴訟行動に影響するかということも検討できるようにデザインしています．対象は，周産期後期の104名の妊婦．方法は，出産の合併症として2つの低酸素性虚血性脳症のシナリオを提示して，患者─医師関係，医師の技術・技能，合併症に対する医師の責任などを主要評価項目として検討しています．

【提示した2つの低酸素性虚血性脳症シナリオ】	
重症度	シナリオのポイント
重症	脳にダメージを受け，発達障害，精神遅滞の障害が残る．
中等症	ごく稀に発達障害，精神遅滞が起こりうるが，ほとんどの場合は，正常に発育していく．

2つの研究仮説を検討するために，コミュニケーション（良好群，不良群）と重症度（重症群，中等症群）よる2×2の4つのセグメントに対象者を無作為に割り付けました．患者─医師コミュニケーションにおいて良好群と不良群とを比較して有意差が認められたのは，

1）良好群のほうが，患者満足度が高い．
2）良好群のほうが，医師の技術・技能を高く評価する．
3）良好群のほうが，合併症発生の責任を医師にする割合は低い．
4）良好群のほうが，医師および病院に対する訴訟意図は低い．

中等症群と重症例群の群間比較では，主要評価項目中，医師個人ではなく，病院に対する訴訟意図が重症群のほうが有意に高かったという結果でした．

2つの結果を合わせると，患者─医師関係が合併症の重症度とは別々に訴訟行動に影響する因子であり，患者─医師関係が良好なほど，訴訟リスクが軽減されることがわかりました．

表 2-5 コミュニケーション態度に対する分類表

	コミュニケーション態度	
	良好	不良
親密さ	温かい挨拶をした 遅くなったことを謝った	挨拶をしない 遅くなっても謝らない
患者に対して関心を示す	くだけた質問をした かかりきりに相手をした アイコンタクトがあった	くだけた質問をしない いつも早く終えようとした アイコンタクトがない
感情的な支援	妊娠中の禁煙を褒めた 患者の父親の死に弔意をしめした アドバイスの時に批判的になることはなかった	妊娠前の喫煙を責められた 患者の父親の死になんら反応しなかった アドバイスの時にしばしば批判的になった
患者に対する説明	妊娠中に患者が経験する変化を説明した 妊娠継続の障害となりうることを説明した	妊娠中に患者が経験する変化を説明しなかった 妊娠継続の障害となることを説明しなかった
明快な説明	ほとんど専門用語を使わない 用語の説明をした	しばしば専門用語を使った 用語の説明しなかった
患者の理解を確認	患者からの質問を促した 注意深く聴いた	患者からの質問を促さない しばしば患者をさえぎった
妊娠を快適にするアドバイス	カウンセリングの紹介を提案した 妊娠継続の障害に対する克服のための方法を教えた	カウンセリングの紹介を提案しなかった 妊娠継続の障害に対する克服のための方法を何も教えなかった

(文献[24])p246 より引用)

参考のために，コミュニケーションにおいて良好群，不良群を分けた判定表を提示します（表 2-5）．

◆コミュニケーションの良否で責任の重さが変わる

ここで注目すべきポイントは，コミュニケーションの良好群のほうが，医師の技術・技能を高く評価し，合併症が起こったときに医師の責任と考える割合が少なくなる点です．患者―医療者間には情報の非対称性があり，患者側に専門的なことはわからないという側面はあります．しか

し，患者たちは，「コミュニケーションの良し悪し」から，医師の技術・技能を判断しているという"現実"を示しています．医療者はこの"現実"を受け入れる必要があると思います．表中のコミュニケーションには，人間関係をつくり，共感を示す心理的なタッチの要素もありますが，「妊娠中に患者が経験する変化を説明した」「妊娠継続の障害となりうることを説明した」「カウンセリングの紹介を提案した」「妊娠継続の障害に対する克服のための方法を教えた」という事前に患者側の起こりうる問題を解決できる方法について，「専門用語を使わない」「用語の説明をした」形のよりわかりやすい方法で，「患者からの質問を促し」ながら，患者の理解を確かめるコミュニケーションのスキルを含んでいます．できるだけ患者の立場に立ち，問題解決を支援する診療スタイルです．コミュニケーションというと，心理的なタッチのみをイメージしがちですが，この患者の問題解決の支援を技術・技能と考えるべきです．訴訟を防ぐためにはこの「コミュニケーション」の心理・技術・技能面への介入が大きな成果を発揮することがわかります．

◆医療訴訟は「氷山の一角」の証明

　同じ産科の研究結果です（Hickson et al, 1994）[25]．不幸にも死産や新生児死亡の経験をした母親を対象にして，医師関係とケアの満足度を確認した調査です．対象者は，調査時点で訴訟を起こしていません．この研究デザインは，過去に訴訟が多い医師群と過去に訴訟がない医師群とで群間比較することで，訴訟に影響する医師のケアのあり方を検討するのです．その結果，訴訟の多い医師に対しては，母親は，「急かされている」「検査の説明がない」「無視された」といった不満をもっていました．そしてケアに対する満足度も低いものでした．ところが，過去に訴訟されていない医師に対しては，死産や新生児死亡という受け入れがたいアウトカムであったにもかかわらず，患者ニーズの尊重（アドバイス，検査や手順の説明，出産に伴う不安の軽減）が，されていると感じたという評価でした．この研究の結論は，不満の発生はランダムではなく，過去に訴訟された経験をもつ医師群では，日常患者とのコミュニケーションに問題を抱えており，患者の不満も多く発生していました．この調査時点では，対象者はだれも訴訟を起こしていませんが，死産や新生児が

II章　医療紛争の成因論

図 2-2　医療訴訟リスクの分布—患者関係

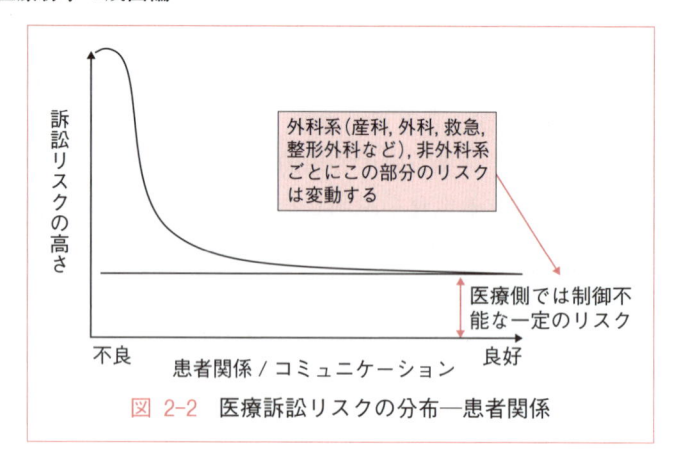

死亡しているケースですので，ケースによっては訴訟に発展してもおかしくないリスクの高いケース群と考えられます．

　医療訴訟は「氷山の一角」といわれますが，海上に顔を出している医療訴訟の下には，この論文で報告されているような患者の不満が，過去の訴訟の多い医師群によって海中の氷山として形成されていると考えられます．医療訴訟は，ある日突然，ロシアンルーレットのように「悪いくじ」に当ったというよりも，日常診療の中に患者不満が発生しているところに偏在している可能性が高いのです．Sloan らの報告では，内科，外科，産科において，それぞれの診療科の医師の 2～8％に訴訟リスクが偏在し，これら医師群が全体の訴訟件数の 75～80％を占めるとしています（Sloan, 1989）[26]．日本でも「リピーター医師」という呼ばれかたでその存在が指摘されています（貞友，2005）[126]．

　もちろん，患者側の要因（疾病，重症度，医療に対する期待値など）のように，医療側ではすべての訴訟要因をコントロールできないため「悪いくじ」が当るというようなランダム的なリスクの分布が一定の程度にあります．このような訴訟リスク分布を模式的に示します（図 2-2）．

◆日常の苦情・クレームから訴訟リスクを予測する

　今までみてきたように，患者とのラポール構築，患者コミュニケーションに問題があり，患者不満が日常的に発生していると訴訟リスクが上昇

します．そこで，このような患者不満を日常診療の中で，訴訟が起こる前に事前に察知して介入することができないか，それにはどの指標を追いかけるのがよいだろうかという仮説がでてきます．日常の患者不満は，苦情・クレームに表れ，これを医療訴訟の監視指標にできることを実証した報告があります（Hickson, 2002）[28]．

◆危険因子は業務量の多さ

あるメディカルセンターに所属する医師 645 名を 1992～1998 年までに観察したコホート研究です．方法は，そのメディカルセンターの患者相談室に所定の届出用紙で報告のあった患者の苦情・クレーム報告数を独立変数として，次の 3 つを目的変数としてロジスティック回帰分析を実施しました．①リスクマネジメント上の対処（詳細調査，弁護士の関与など）が必要だった事案数，②リスクマネジメント上の対処が必要でかつ賠償金支払を伴った事案数，③医療訴訟です．その結果，患者苦情・クレーム件数と，リスクマネジメント事案数，賠償金支払の必要だったリスクマネジメント事案数，医療訴訟数の 3 変数のそれぞれすべてと統計的に有意な相関を認めました．この 3 変数の危険因子として，「臨床業務量の多さ」が抽出されました．ちょうど，自動車保険のリスク細分型保険の「走行距離」に相当し，週末しか運転せず走行距離が短ければ自動車事故リスクが低くなるということと同じです．その「臨床業務量の多さ」の危険因子を調整後に得た結論でした．

この報告の結論は，苦情・クレームが発生した医師を特定して，その医師に対してなんらかの介入をしていくような組織としての質向上活動は，医療訴訟の有効な予防策となるというものです．患者にとっても，苦情・クレームの段階で改善されるために，訴訟に発展するようなことを経験せずに済むというものです．

◆「いい先生」に訴訟リスクが蓄積

話が少しそれますが，業務量が多い医師ほど，苦情・クレーム，リスクマネジメント事案，訴訟を受けやすくなるという危険因子は，「いい先生」でも訴訟には無関係ではないことを意味しています．患者に支持される「いい先生」にはどんどん患者が集まり，そういった医師には，院

内スタッフもいろいろ頼みやすいためにさらに業務量が増え，結果的に「いい先生」に訴訟リスクが蓄積していきます．「いい先生」にとって，時に患者・家族やスタッフに信頼され，それに応えることがやりがいにつながっていることも多いでしょう．また，現状のマンパワー不足の医療現場では，どうしようもない現実もあります．しかし，医師自身は，期待に応えることとの引き換えにリスクを負っていることを自覚する必要があります．紛争に発展した場合，病院組織が必ずしも医師個人を守ってくれるわけではありません．過去には，その当事者となってしまった医師を，病院トップが司法へ「差し出す」ことすら起こっています．病院管理者は，ある一定以上の業務量を担った状態を放置して大事な「いい先生」を訴訟リスクによってつぶすことをさける責務を負っています．

　繰り返しになりますが，ロシアンルーレットのように訴訟リスクは全医師において全く均一に分布しているわけではありません．普段の苦情・クレームを発生させないような医療者側の日常的な質向上への取り組みで，リスクのある一定部分は抑止可能であるという認識を変えるべきではありません．

◆患者満足度調査結果から苦情・クレームや訴訟を予測する

　日常診療の不満から発生している苦情・クレームがリスクマネジメント事案や医療訴訟の発生につながっているならば，日常で発生している患者不満の程度から苦情・クレーム，リスクマネジメント事案を統計的に予測できるという仮説が成り立ちます．患者が医療機関側に直接届ける苦情・クレームは，ごく一部です．一般の消費者行動でも，不満を企業側に伝えるのは不満を感じた顧客のわずか5〜数%程度であると言われています．紛争リスクをより早い段階から特定して介入することを狙うためには，日常診療の現場に患者の満足や不満の程度を統計的に測定するツールとして，患者満足度調査をする必要があります．そこで，今まで口に出さなかった不満を訴ったえてもらうのです．欧米の病院では，第3者の調査機関から毎月診療科ごとにパフォーマンス・レポートが報告され，それが経営会議のパフォーマンス評価に組み入れらており，一般的な評価ツールとして定着してます．医療機関にとって新たな評価

指標でないこともベネフィットのひとつです．日本でも，病院機能評価の受審病院が増加するのに伴って，満足度調査を実施する病院が着実に広まってきています．

◆ブリガム・ウイメンズ病院の調査結果

　医療機関が実施している満足度調査のスコアと患者の苦情・クレーム発生数やリスクマネジメント事案発生数の関係を検討した研究があります．米国ボストンのブリガム・ウイメンズ病院の353名を対象に，対象医師の2001～2003年に行われた入院患者の満足度調査のスコアと，文書で提出された患者から苦情・クレーム数，ハーバードリスクマネジメント財団に集まってくるリスクマネジメント事案数について検討しました．対象医師は，少なくとも10名以上の満足度調査回答がある医師のみでした．解析に当っては，満足度スコア因子以外の影響として，診療科と個々の担当する患者背景を調整しました．患者満足度のスコアによって，医師を3群（上位，中位，下位）に分けて，3群を比較したところ，満足度上位群と比べると，下位群の医師のほうが，リスクマネジメント事案数が1.84倍増加し，患者苦情・クレーム数は，1.79倍増えるという結果でした．長いキャリアの医師で，10,000人の入院患者を受け持つ間，満足度下位の医師は，上位の医師よりも，3つのリスクマネジメント事案をより多く経験し，患者の苦情・クレームは29件さらに多く対応しなければならないというものでした．病院経営という視点では，年間50,000人の退院患者がいる病院を想定すると，もし満足度下位群の医師を，上位評価までに引き上げることができたら，苦情・クレーム数146件，リスクマネジメント事案数14件を防ぐことができるということです．特にリスクマネジメント事案14件では，賠償金の支払，裁判費用，弁護士費用などのコストを軽減できることから，患者満足度をあげるためのトレーニングプログラム費用などへの投資が，費用対効果の面から妥当性が説明できるようになります（図2-3）．

Ⅱ章　医療紛争の成因論

図 2-3　日常の不満足と訴訟の相関（ハインリッヒの法則）

図 2-4　患者満足度と不満の発生

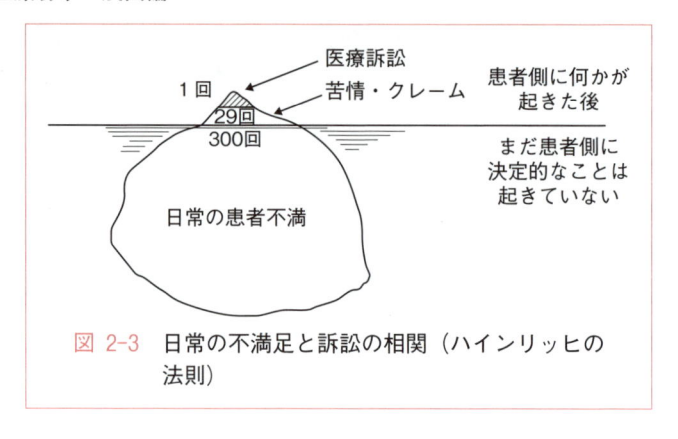

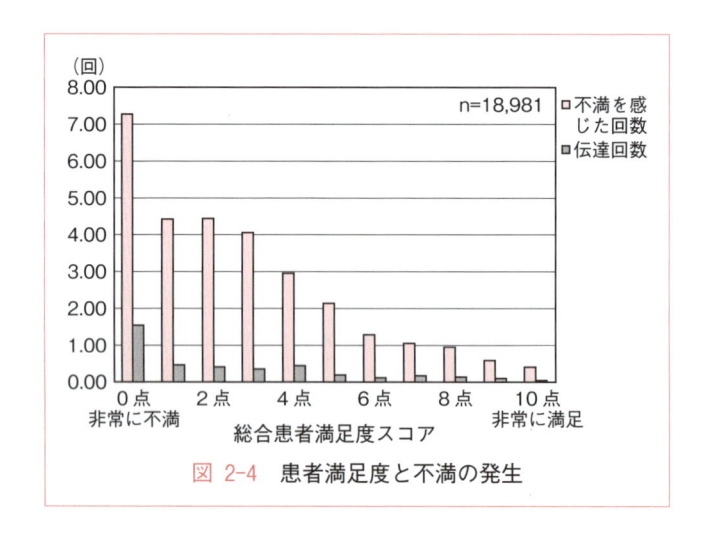

日本の臨床現場の患者満足度と苦情発生の頻度

　われわれは，2007年10月に過去1年間に医療機関を受診した患者18,981人を対象に，自分の受けた医療サービスの満足度と不満・クレームの医療機関への伝達行動について検討する大規模調査を実施しました（図2-4）．患者満足度の評価が低下していくに従って，患者が感じる不満回数が増加し，同時に医療機関側に不満内容を伝達した回数も増えて

いることが確認できました．患者が感じた不満のうち，実際伝達されるのは，ごく一部であることもわかりました．医療機関側に伝達されている苦情・クレームの陰には，患者が黙ったままの不満が，このデータでは6.5倍程度潜在しているのです．日本の医療現場でも，患者不満の発生から患者の苦情・クレームの発生への連関が成立しているのです．これは，日々の現場で遭遇する苦情・クレームを1件改善していくことは，氷山の海面下の6.5件の解決にもつながることを示唆しています．さらに日常診療の中で，潜在的な患者不満を患者満足度調査によって引き出し，プロアクティブに改善活動につなげる意義はさらに大きいことがわかります．

道しるべ 医療訴訟からみたジェンダー

　日常の患者苦情・クレームが，医療訴訟のリスクを予測できることを検証した研究報告の中で，「臨床業務量の多さ」が危険因子となっていました．その他に，「医師の性別」も医療訴訟リスクに対して統計的に有意な危険因子でした．当然，患者苦情・クレームと医療訴訟との相関においては「医師の性別」を調整していました．「医師の性別」は，女性医師が，男性医師と比べて苦情・クレーム数，リスクマネジメント事案数，医療訴訟数とも少なかったのです．

　現在，勤務医師の不足が緊急課題となっています．医師不足の要因のひとつに女性医師の増加が指摘されています．国家試験の合格者の女性割合は，年々増加傾向を示し，女性医師が3分の1程度を占めるようになっています．患者・家族の女性が多い診療科である産科，小児科の20代の医師層は，女性医師がそれぞれ7割，5割を超えるようになっています．ところが，女性医師の就労状況をみると，30代半ば頃に離職率が上昇するいわゆるM字カーブを占めしています．これは出産，育児をきっかけとする離職によるもので，医療界だけでなく日本の労働力問題の共通現象です．勤務医師不足の緊急確保対策として，①病院内保育所の更なる拡充として24時間保育のための補助金の引き上げ，②女性医師の復職のための研修を実施する病院への補助事業の創設，③ライフステージに応じた就業相談機能を充実させた「女性医師バンク」の強化，に対して2008年度で約20億円が投入されるようです．

　女性医師を増やすことで，医療訴訟リスクの低減が期待される一方で，訴訟リスクの高い産科，小児科での女性医師の増加傾向

をみると，復職のための研修プログラムの中で，医療安全を含めたリスクマネジメント，患者コミュニケーション教育を充実させる必要があります．医師不足の背景のほかの要因として医療紛争増加に対する懸念も指摘されていますので，折角，復職しても医療紛争によって再び離職するようなことのないように，対策案の「あわせ技」が求められています．女性医師の離職を抑制できるか，復職後に必要な知識・技能が習得できる効果的なプログラムを提供しているのか，補助事業が明確なゴールを設定し，その効果を実証しながら進めていくことを願っています．

第III章
今,「医療の質」が問われている

> **提言** 予防型リスクマネジメントと日常診療の「質」改善の融合
>
> 　医療紛争は,患者側の「医療の質」に対する要求の意思表示手段の1つです.「医療の質」は,専門的なケアという側面の「臨床的な妥当性」と温かいケアという側面の「患者満足」で構成されていますが,これらの「質」の向上が求められているのです.
>
> 　実際,医療紛争を構成する要素も,「医学的な要素(臨床的な妥当性)」と「感情的な要素」の2つです.ところが現状の紛争解決で争われるのは,前者の「医学的な要素」としての臨床的な妥当性が中心であり,「感情的な要素」についてのケアがなされることはほとんどなく,これが現在の紛争解決リスクマネジメントの限界を意味しています.
>
> 　現在,導入機運が高まっている院内メディエーションは,紛争直前に当事者の医療者と患者・家族の間の「感情的な要素」へコミュニケーションによって介入することです.
>
> 　院内メディエーションの導入施設の経過を追うと,日常診療における感情のこじれやずれが小さいうちから医療者個々がメディエーションスキルを使いながら改善を図っていく方向に進んでいました.
>
> 　日常の中に潜む小さな患者不満,行き違い,勘違いに丁寧に対応していくことこそが,新しい予防型リスクマネジメントのアプローチであり,日常診療の「質」改善そのものなのです.

医療紛争が本当に問いかけているもの

　前章でみてきたように，医療紛争の原因やきっかけについての様々な報告や分析結果から，医療紛争は①患者─医師との間のラポール形成がうまく行かなかったという感情的な側面と，②医療行為の臨床的な妥当性の側面の2つの「質」が問われていました（図3-1）．患者側のこれらの「質」への期待の高まりが根底にあり，医療紛争は「質」改善への取り組みを求めている患者側の意思表明の一形態であるともいえます．患者側の「質」への期待形成おいて，医療側から患者側の認知の歪みを修正する必要性が指摘されています（本田，2007）[27]（小松，2007）[29]．医療の不確実性，死生観の形成，医療資源の有限性，医療制度の問題，ヒューマンエラー，システムエラー，公共サービスとしてのモラルなどなどについて，両者の認識のギャップを埋める必要があるでしょう．この点については，Ⅵ章に詳述します．しかし，仮に患者啓蒙を十分に行い両者の認識のギャップが小さくなったとして，「質」への患者の期待が下がっていくでしょうか．世界的な医療の「質」向上への要求，医学・医療情報の普及，団塊世代が医療受給の主要層になっていく状況では，医療の「質」向上はさらに求められると思います．

医療の妥当性が争われる医療訴訟

◆訴訟の争点

　医療訴訟では，対立の構図ができるため，患者側の求める「感情的な側面」での解決が図られにくく，この点において医療者側も信頼関係を回復できないことから両者が救われず，疲れ果てるのが現状になっています．そのため「感情的な側面」への対応として，「I'm sorry」運動，院内メディエーション（和田，2006）[30]，代替的紛争処理（ADR）などが提唱されてきています．

　医療訴訟での争点は，医療行為の妥当性に絞られています．公判で，被告，原告側のそれぞれの専門医の鑑定や証言によって，医療行為が妥当であったのか否かを提示しあい，裁判官の判断を仰ぎます．裁判官の

図 3-1 医療紛争の2つの視点

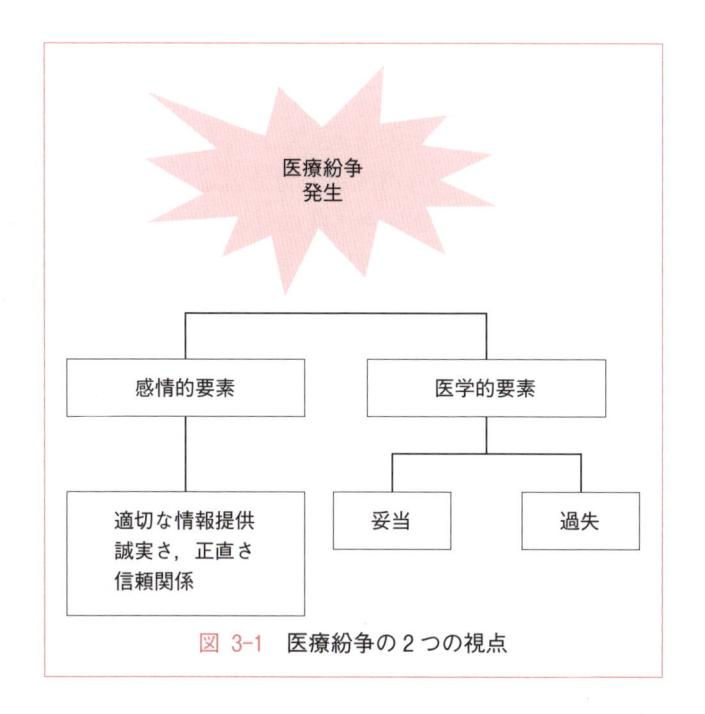

判断基準となる過去の判例には，医療の妥当性を判断する根拠が示されています．判例は医療や社会的な状況で変遷してきます（井上, 2007）[6]．
1）診療当時のいわゆる臨床医学の実践における医療水準
2）医療水準とは，医師・医療機関に対して最も高度の行為義務を要求
3）未確立の医療水準であっても，患者の期待がある場合は，少なくとも患者の自己決定のための説明義務を負う
4）患者の医療水準の期待形成における医療機関の表示

「医療水準」を規定する具体的なものとしては，以下のものがあります．
1）医薬品の添付文書
2）医学雑誌の論文，学会・研究会での発表
3）研究班などの報告書，実施要綱
4）診療ガイドライン

医療機関，医師は，上記のいわゆるエビデンスに基づいた医療行為をしないと妥当だとはされませんし，例えば診療ガイドラインが示されているにもかかわらず，異なる治療を選択した場合は，その選択の根拠を提示して，それを当該領域の専門医が公判で鑑定，証言してくれるような妥当性が担保されるものでなければなりません．まさに Evidence Based Medicine（EBM）の実践が問われます．しかし EBM の臨床実践で問題になるのは，EBM が確立されている領域が少ないことであるといわれています．

　さらに，時には，EBM が未確立の医療技術であり，まだ有用性に課題が残るため医師が自分はまだ行わないと判断しても，患者に期待がある場合は，自己決定を支援するような説明義務を負っているという判例が出ています〔乳房温存療法説明義務事件（日経メディカル，2002)[31]〕．

◆医療機関の標榜表示

　また，医療機関の標榜表示が，医療水準に与える影響として，「肝臓専門医」と表示した場合には，患者の医療水準の期待は，医療界の「肝臓専門医」が実施している技術・技能レベルとなります．たとえば定期的にいくつかの学会に参加し，また関連専門雑誌を通読し，最新の情報，技術について専門医としての水準を保っていた勤務医が開業して忙しくなり，それまでのような最新の情報や技術のキャッチアップが疎かになってしまった場合，その努力不足が裁判になったときに問われる可能性があることを意味します．患者側にとって，「肝臓専門医」という"看板"から最新の情報や技術のキャッチアップの努力は妥当な期待となるからです．もっとも勤務医でも，以前よりきわめて多忙になっているため，情報収集や研修の時間の確保ができなくなっている現実があります．

◆「質」の確保と「効率化」はトレードオフの関係

　以上のように，医療訴訟の判例が求めているのは，「普段からその医療機関にふさわしい最高水準の医療を提供するように努めてください」「医療水準は，医学の進歩とともに変化していくので，その習得も怠たりなく継続してください」ということが分かります．言い換えると，日常診療における妥当な「医療の質」の担保とその向上が求められていると

いえるのではないでしょうか．さらに，この議論を突き詰めていくと，「医療の質」の確保と「効率化」はトレードオフの関係になることを明確にしなければなりません．2008年4月診療報酬はとりあえず据え置きになりましたが，開業医に対しては，病院の再診料の引き上げとセットで引き下げ要求があり，診療報酬マイナスの圧力は今後も続くでしょう．基本的には，より多くの患者さんを診ることが要求されます．診察時間は，「3分診療」と揶揄されていますが，われわれが実施している満足度調査では，平均8〜9分くらいはかかっています．今後は，患者さんへの説明やコミュニケーションのニーズにさらに対応しなければなりませんので，より時間のかかるほうに向かいます．診療報酬単価が下がれば，働く時間を延ばすしかありません．そうすると，「質向上」のための研修や勉強の時間が圧迫されていきます．1961年に創設された国民皆保険制度そのものが，①平等なアクセス，②効率性を主眼においた制度設計がされており，③良質性を追求するものではありません．

　1960年代前後の世相をみると，医療に限らず，"安全"はお金をかける対象ではなかった時代背景があり，それが制度設計に反映され，創設から約50年間そのまま引きずっているといえるかも知れません．

◆「質」，「安全」に関する日本人の精神性は変わっていない
　1950年代に刊行された花森安治氏の「暮らしの色眼鏡」（中央公論新社）というコラムの一節に当時の世相が描かれています（花森，2008）[32]．

　　ああ文明の世なるかな．ちょいと，東京から大阪までいくとしても，航空機あり，汽車あり，汽船あり，自動車あり，さて，お金かまわず，どれがよいといえば，ヒコーキは落ちる，汽車は衝突する，汽船は転覆する，自動車はエンコする，道具だけは人並み揃っていても，どれもこれも危なくてしかたない，といって乗らぬわけにはゆかず，事故が起こってから，原因じゃ責任じゃとさわいでみるより，もうちっと安全第1というねらいで，予算を使ってもらえませんかね．サービス，サービスで，鉦や太鼓のお祭り騒ぎをするより，それが第1のサービスです．

2005年におきたJR西日本の福知山線の脱線事故などをみると，そもそも，この50年間，「質」「安全」に関して日本人の精神性はあまり変わっていないのではないかとも思えます．

さらに，皆保険下での診療報酬の算定方法は，ある診療行為にかかる「コスト」（原価，人件費用等）に基づいた算定ではなく，医療費として配分できる財源を各診療行為へどう振り分けるかという方法をとっているために，良質性を追求するためにかかるプロセスやアウトカムに伴うコストを診療報酬に反映する仕組みがありません．日本の医療は，いまや「質」が求められているはずですが，国民皆保険の堅持という大前提の中で，医療制度設計上の「落とし穴」にはまり込んでいます．国民にこの点を提示して，「質」と「コスト」負担について民意を問わなければ前に進めない状況になっています．

紛争解決は「医療の質」を向上させない．

◆医療訴訟は医師の行動変容を促す社会システム

訴訟社会といわれるアメリカにおいて，医療訴訟に対する法学的な論理は，医師に医療訴訟に伴う精神的・経済的なコストを避けたいと思い起こさせ，「安全で適切な医療を行わなければならない」ことを促すためにあるのだといいます．つまり，医療訴訟は，医師の行動変容を促す社会的なシステムということです．

ところが，医療訴訟対策をはじめとするリスクマネジメントの活動は，「医療の質」の向上に寄与していないといわれているのです（Studdert et al, 2004）[15]．

> "Risk Management activities *have been divorced from* the Quality improvement activities."
> 「リスクマネジメントの活動は，「医療の質」向上のための活動と，別々のものとなってしまった」

李啓充氏は（李，2004）[12]，この点についてもふれています．その記述を引用させていただくと，

訴訟の勝ち負けは過誤の事実とまったく関係のないところで決まっているという Harvard Medical Practice Study（HMPS, Tips）のデータが正しいとすると，過誤訴訟の結果が，医療過誤を防止する努力や「医療の質」の向上をめざす努力を奨励するという学習効果を及ぼすことは期待しえない．「医療の質」を本当に向上させることよりも，訴訟に負けないことが優先されることになり，だからこそ米国の医療にディフェンシブ・メディシンが横行するのである．

◆刑事訴訟は責任の追及で，原因究明にはならない
　また，刑事訴訟は，個人の過失責任を追及するものであり，なぜ医療過誤が起こったかではなく，だれが過誤を起こしたかを探し，その該当者を処罰することをゴールとしているので，「WHY なぜ」の実態解明がなされず，それが医療現場にフィードバックされることもなく，結局「医療の質」の改善を促すことにはならないのです．
　これは，医療分野以外の事故でも，司法による個人の責任追及が事故の原因究明につながらず，再発防止につながらないという同様の指摘があるのと同じです．内﨑巖氏の『リコール学の法則』を引用させていただきます（内﨑，2008）[33]．

　日本の今の最大の問題点は，何か重大事故が起きたときに，責任追及機関はあっても，原因究明機関がない，あるいはほとんど機能していないことにあります．たとえばエレベータ事故が起これば，検察や警察といった責任追及組織が出てきて，製造メーカーや保守管理業者，マンション管理体制などの責任を調べます．でもそこでは，なぜその事故が起こってしまったか？　という原因の究明はなされません．司法の役割は，責任の追及だけです．重大事故に関して再発防止組織が原因を調べますが，専門家による局所的な報告になりがちですし，その情報のほとんどは社会全体には伝わりません．

Tips　HMPS
　ハーバード大学公衆衛生学部の研究で，ニューヨーク州の約3万人の患者データをもとに，医療過誤/事故の頻度と医療訴訟の関係を大規模に検討した調査

遅ければ治療，早ければ予防，最も早い予防は教育である

　この言葉は，イタリアの精神科医ロベルト・アサジオリ（1888〜1974年）のものです．聖路加国際病院附属の予防医療センターの人間ドックのパンフレットの中で，健康予防管理の理念を伝える言葉として掲げています．まさにこのアプローチを紛争管理（治療），医療安全（予防），日常診療の質向上への取組み（教育）へと展開できないかと考えています．

◆医療安全の取り組みを日常臨床の場で
　現状の紛争解決方法のシステムから見て，原因究明がなされ，その結果に基づいた発生時対策や予防対策を，当事者を含めた医療者が，学びにくい構図について述べました．医療者の感情や心理状態は，紛争に置かれた場合と日常診療の場面とでは違ってきます．紛争は対立を前提としますので，怒り，憎しみ，恐怖，不信，否認，否定などのネガティブな感情が前面にでます．仮に，原因となった客観的な事実が示されたとしても，ネガティブな感情の中では，素直に事実を受容するのは難しくなります．人間の変容は，ある事がらを受容した時点から始まるといわれていますので，紛争の場は学ぶためのセッティングにはそぐわないと言えます．そうであるならば，健康管理の考え方に基づいた「治療から予防へ」シフトしたほうがいいのではないでしょうか．
　先述のように，訴訟の場でも，事故調査委員会のような場でも，医療の妥当性については，その分野の専門家によって判定されます．医療の妥当性については，専門的であるがゆえに専門家にしかできないからです．

◆医療の妥当性はピア・レビューで
　ところで現在の医療界で，自分の医療の妥当性が問われるのは，どういう場面があるでしょうか．臨床研修におけるカンファレンスのような教育の場を除けば，臨床の医師たちには，ほとんどないのが現実です．

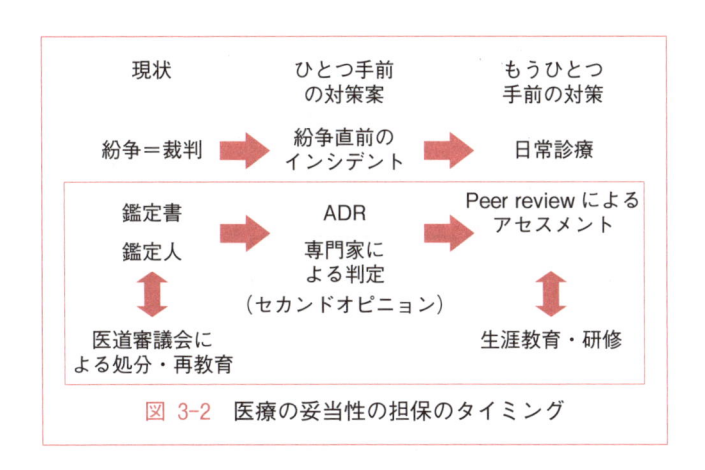

図 3-2 医療の妥当性の担保のタイミング

あるとすれば，紛争の場しかないのです．自分の医療の妥当性が問われる機会が日常にはほとんどなく，あったとしても学びにもっとも不適当な場だけというのが「医療の質」向上を考えたとき大きな問題です．

　専門家による医療の妥当性の評価は，紛争の場だと，鑑定，証言という呼び方ですが，日常臨床の場でなされるとピア・レビューになります．さらに妥当性の評価のあとには，「質」向上のための学習のプロセスが続きますが，紛争の場では，「再教育」と呼ばれ，日常診療では「研修」「研鑽」「生涯教育」となります．もっと重要な点は，日常診療の場では，患者側に決定的な何かが起こっていませんので，根本的な予防につなげることができます．さらに医師の集団内で行われると，品質保証＝Quality Assurance になります（図 3-2）．

　そうであるとすると，紛争の場でないところで，自分の医療の妥当性を Prospective（前向き）に専門家によってレビューし，そこから学び，普段から医療の妥当性を高めることによって訴訟リスクを軽減する，「質」改善のアプローチを取るほうが，よいのではないでしょうか．現在の医療安全への取り組みをもっと日常臨床の場での「質」向上の取組みへ転換する必要があると考えています．

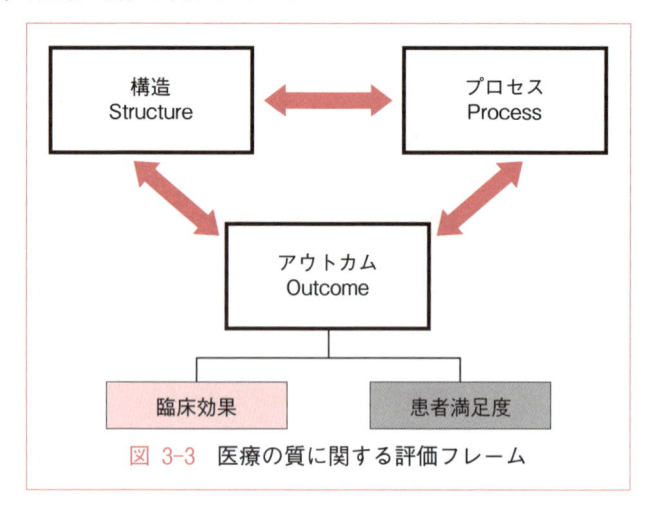

図 3-3 医療の質に関する評価フレーム

「医療の質」評価の基本的なフレーム

　それでは,「医療の質」をどう評価するか,ここで確認してみたいと思います.

　米ミシガン大学のドナベディアン博士が,医療の質は,①構造(Structure),②プロセス(Process),③アウトカム(Outcome)の3つの視点から評価できると提唱して,世界的なコンセンサスを得ています.この考え方の前提には,医療提供における「構造」と「プロセス」の質が高ければ,その結果としての「アウトカム」も高くなるということが仮定されています（図3-3）(Donabedian, 2007)[34].

◆アウトカム評価はあまり行われていない

　ところが,米国医療の質委員会の広範な研究論文のレビューによれば,医療の質に関する研究はほとんどが医療のプロセスに関するものが中心で,アウトカム評価はあまり行われていなかったとされ,質評価機関や資質認証機関の活動が限定的であり,医療サービスの質を包括的に評価するシステムがないことが指摘されています（米国医療の質委員会・医学研究所,2002）[35].

日本でも1995年に病院機能を評価する第三者機関（財団法人日本医療機能評価機構）が設立され，医療の質を評価するサービスを提供していますが，米国の報告と同様に「構造」と「プロセス」の評価にとどまっているのが現状です．例えば手順書の有無，患者満足度調査の実施の有無などを専門の評価者によってヒアリングをするだけにとどまり，手順書の運用実態やサービスの最終的なアウトカムは，評価の対象にはなっていません．

　「構造」と「プロセス」による評価が良ければ，「アウトカム」も良くなるはずだという前提によっていますが，病院機能評価において「構造」と「プロセス」が本当に「アウトカム」に影響しているかは，検証されていません．やはり「アウトカム」を測定して，「構造」と「プロセス」の評価項目やその方法の妥当性を検証し，継続的に見直しがなされる必要があると思います．

◆治験の空洞化

　医療提供側も利用者側にも，わかりやすいアウトカム項目は臨床成績です．この臨床成績をはっきり示すためには，対象患者の背景，治療効果の評価項目などを一定にし，かつ臨床試験に必要な科学的，倫理的な手順を踏んだ無作為割付による二重盲検試験のようなコントロール・スタディの臨床試験が行われなければなりません．これを医療施設ごと，場合によっては医療者ごとに出そうとすると，膨大なコストと時間が必要になります．一方，日本ではこうした臨床試験を行う基盤が，欧米と比べてきわめて脆弱で，国内製薬企業までも日本での臨床試験よりも海外での臨床試験を先行させるケースがほとんどです．10年以上前から，これは"治験の空洞化"と言われています．最近では，アジア系人種のデータをそろえるために，中国，台湾，韓国，シンガポールなどで臨床試験がまず検討されています．日本は世界というよりもアジアの中でも臨床試験の競争からすでに脱落してしまったと認識してもよいでしょう．このように臨床成績は，わかりやすい指標であり重要なものですが，いざ日本の医療現場で医療の質として測ろうとしても，その実現のハードルはきわめて高いと言わざるを得ないのです．

アウトカム指標としての患者満足度

◆ドナベディアンの理論

　このように臨床成績によるアウトカム評価は，非常に難しいものとなっている中で，「医療の質」を評価するための別の指標として患者満足度（Patient Satisfaction）があります．医療サービスが専門的な技術の側面と温かいケアという対人関係的な側面から構成されているからです．医療の質評価の第1人者ドナベディアンは患者満足度に関して次のように述べています（Donabedian, 2007)[34]．

　　患者の「医療の質」評価は，専門職による評価と同じではない．結論は異なるとしても，患者満足度は患者による「医療の質」評価を表していると言える．満足や不満足という形で表された患者の医療の質の評価は，驚くほど詳細にわたることがある．（中略）主観的なまとめとバランスが，全体的な満足となりうるのである．患者満足度からは，患者の価値判断である期待，最終決定者である患者の期待について医療者が応えたかのかどうかがわかるため，満足度は「医療の質」の評価の中で根本的な重要性をもつのである．（中略）満足度の評価は，個々の医療者—患者のやりとりの中では，さらに重要な意味をもっている．なぜならばこれは，医療者がこのやりとりを継続させていいかを判断するガイドとして使え，また，最後に患者との関係がどれだけうまくいっていたかを判断する材料となるからである

◆患者満足度の重要性が広く認識されている

　「さまざまな組織的な研究の結果，患者はサービスの質（対人関係的な側面）を，専門的な技術の質と同等，あるいはそれ以上に評価していることが明らかになっている」といわれ，患者満足度の重要性が広く認識されています（米国医師エグゼクティブ学会，2007)[36]．

　患者満足度という指標には，患者の健康状態の改善と患者満足度を高めることが，もともと医学が目指す究極の目標であるとする考えが含まれています．近年，一流の医学雑誌でも患者立脚型アウトカム（健康関

連QOL,患者満足度,医療介護負担度など）を用いたアウトカム研究が大きなトレンドなってきています．その背景に，①医療資源を効率的に配分するという社会的必要性，②慢性疾患の治療選択を行う際の患者の生活視点に立った自身の意思決定支援の必要性の拡大が指摘されています．

◆患者満足度評価の限界

一方で，専門性を有しない患者の主観的な体験ベースの評価には，やはり限界があることも認識しておく必要があります．オーストラリアのデータですが，プライマリ・ケア医のもとで治療を受けている476名の糖尿病（2型）の患者を対象に行った調査では，ほとんどの患者が治療に満足しているにもかかわらず，糖尿病に関するリスクファクターや合併症（糖尿病性網膜症，神経障害，腎障害）に対する認知が不足していたとする報告があります(Kamien et al, 1995)[37]．十分なコミュニケーションをはかり，患者が満足していたとしても，その診療を医学的に妥当なものとする担保は，患者からのフィードバックのみでは限界があることを示唆しています．やはり医学的な妥当性は，専門的な技術側面からアプローチしなくてはならず，そのための臨床試験成績によるアウトカム評価にかわる方法は，専門医によるピア・レビューということになります．

「質」改善を医療経営の中で取り組む

米国では1990年代の終わりには，高騰し続ける医療費，行き過ぎたHMOの管理，未保険者の増大などを前にして，医療に対する不信が広がっていました．1999年には，米国科学アカデミー医学研究所（Institute of Medicine）が，毎年44,000～98,000人がメディカル・エラーで死亡しているというデータを公表するとさらに,「医療の質」が社会的に大きく取上げられるようになりました．その後IMO内に,「米国医療の質委員会」が設置され，2001年3月にはその最終報告が出され6つの観点から医療の質改善を提言しています．6つの視点とは，①安全性，②有効性，③患者中心志向，④適時性，⑤効率性，⑥公正性です．これら

の視点から医療の質改善を組み込んだ医療システムの再構築が指摘されました．そうした中で，医療の質改善に関する全国的な実証プロジェクトとして，他産業で顕著な成果を上げた総合的質管理（Total Quality Management：TQM, Tips）の手法が取り入れられました．

1990年代の初めに，このTQMの考え方がアメリカの医療機関にも多大な影響を与え，医療業界でのサービス品質改善のひとつの重要な動きにつながっていきました．その結果，医療サービスにおいて"患者満足度"が経営上の重要な指標としてとらえられ，品質管理の考え方に基づく統計的な患者満足度の測定が普及していったのです．

「質」改善に対する優先順位が低い日本の医療

◆出来高払い制度は「良質性」を評価しない

「質」改善への取組みが，世界的なトレンドになっています．日本の医療界で起こっている紛争の根底にあるのも，国民の「質」に対する要求があります．しかし，日本の国民皆保険制度が「公平性」「効率性」を優先して，「良質性」を問わないシステムであるがゆえに，医療提供側には「良質性」を追求するインセンティブが働きにくいのです．例えば，感染症の患者さんを診療するのに，初期臨床研修を終えたばかりの若手の医師でも，感染症専門医でも診療報酬は同じです．筆者が知っている範囲ですが，細菌検査による原因菌同定，きめ細かな治療薬剤の選択など専門医の治療プロセスは，一般医で行われている感染症治療よりもはるか

Tips　TQMとは

このTQMとは，もともと製造業を中心にデミングが提唱した統計的アプローチとプロセス志向による品質管理（Quality Control）ですが，さらに「品質レベルを決めるのは顧客である」という顧客志向と組み合わさることによって，製品やサービスの品質改善のみならず経営の品質改善ということへと発展していきました．顧客満足に焦点をあて，継続的に提供するサービスが顧客の求める品質レベルを満たすのかどうかを最重視し，組織スタッフの活性化，チームによるプロセス改善によって性格づけられる経営管理手法です．TQMの原点であるQC運動は，日本の製造業の現場で成果を上げた品質改善手法で1980年代には世界中から"KAIZEN"と注目された経緯があります．いまや世界トップの自動車会社のトヨタ自動車の手法が"トヨタ・ウエイ"と呼ばれ，その代表格です（米国医療の質委員会・医学研究所，2002）[35]．

に充実していると思います．より最少量の抗菌薬の使用にとどめ，治療費用を抑制するとともに耐性菌出現をも念頭においた治療アプローチをとります．現行の出来高払い制度において，このような感染症専門医の専門性は，抗菌薬使用が最少であるために診療報酬としてはマイナスに働きます．患者にとっても，医療コスト的にも「良質」なはずですが，直接的に診療報酬で評価されてはいません．

◆医療機関はマネジメントのスキルに乏しい

「質」改善への取り組みが不足してきた要因のもうひとつには，QC，TQMなどの「質」改善ツールが医療機関マネジメント側にとって，なかなか難易度の高いことも挙げられます．TQMに求められるマネジメントのスキルとしては，ビジョンと戦略，リーダーシップ，組織行動，計量管理によるオペレーション・マネジメントなどです．特に組織を動かすためのリーダーシップに関する理論，ノウハウ，経験が重要となりますが，一部の医療機関を除いて，このようなマネジメントのスキルを専門に学んできた病院経営層を有している医療機関は少なかったのです（前田，2003）[38]．

医療紛争に端を発した「医療崩壊」現象は，医療界全体で解決を図らなければないものでもありますが，個々の医療機関も，医師をはじめスタッフを医療紛争から守るための日常の診療の「質」改善が問われていると言えます．幸い，医療安全に対する取組みは，かなり普及していますので，TQM的な「質」改善活動の基盤はできています．「質」に関して「安全性」に焦点をあてた医療安全の取組みをさらに広げるときが来ていますし，それが可能であると考えています．

紛争管理のメディエーションから日常診療の満足度へ：福井総合病院の取組み

◆究極のリスクマネジメント

現在，紛争管理のコミュニケーション・ツールとして，医療メディエーションスキルが注目されています（図3-4）（和田，2006）[30]．この医療メディエーションスキルを2002年という非常に早くに医療現場で実践し

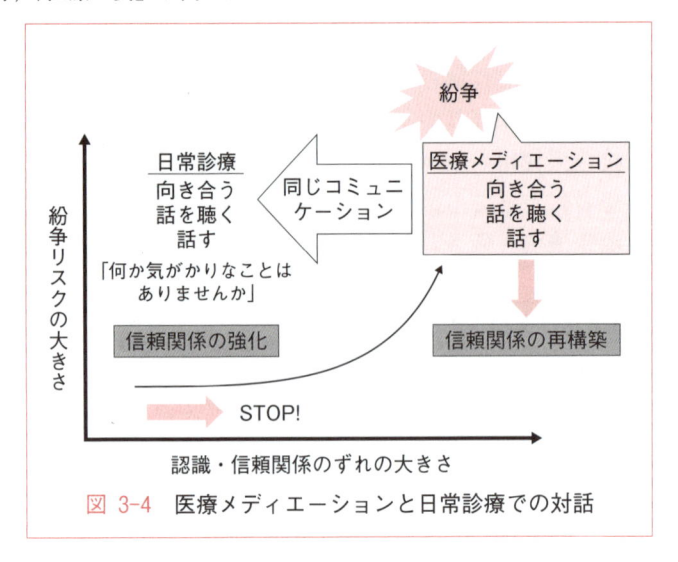

図 3-4 医療メディエーションと日常診療での対話

てきた事例から,「究極のリスクマネジメント」アプローチが有用であることが報告されています.

　財団法人新田塚医療福祉センター福井総合病院の林里都子氏の報告によると,2002年から院内初期対応の体制として専任メディエーター(院内医療安全管理者職員でありながら,中立・公正を担う対話促進型調停員)が紛争事例に応じて,患者・家族と院内医療者とのメディエーションを行うことで,患者側と医療者側双方が納得できる方向に向かうことが明らかになりました(林,2008)[39].

◆メディエーションスキルとは

　専任メディエーターが紛争の構造化(Issue, Position, Interest:IPI分析)のスキルに熟達するにつれて,平均面談時間の短縮や,解決までの平均面談回数が低下したと報告しています.この成果をもとに,初期対応する現場の医師や看護師長らに専任メディエーターのメディエーションスキルの研修を行った結果,一次対応の段階で積極的にメディエーションスキルを活用することで,専任メディエーターにエスカレーションする前に解決する姿勢が強まり,実際に3年間の取組みで早期の1次対応の時間が1時間22分も短縮されたそうです(林,2007)[40](辻,

2007)[41]．これは，専任メディエーターが介入する前に，当事者同士が日常診療の延長線上で対応していくことで，紛争危険度の低い状態で解決が図られたのです．現場レベルの医師，看護師長へのメディエーションスキル講習は，紛争管理という目的から，日常診療におけるコミュニケーションの改善への介入という意味合いを帯びたものになっていたと考えられます．さらに福井総合病院では，現在，病棟で看護師長が，毎日，入院患者に診療満足度を簡便なスケールで確認して，小さな不満の段階から対応することで日常での「質」改善へと進んでいます．専任マネジャーが対応するようなかなりハードな事例対応から，苦情クレームの段階で当事者である医療者によるメディエーション型コミュニケーション対応へといった，日常診療段階での満足度向上がもっとも大切であるという展開です．林里都子氏のコメントを引用します（林，2008)[39]．

> 「患者，医療者間にできた溝を埋めることができるだろうか」「崩壊された信頼関係を再構築できるだろうか」と迷いながら辿り着いたものが，和田らの医療メディエーション理論であった．まさに崩壊された人間関係の再構築を目の当たりに体験し，人と人が向き合うことの重要性，人の話を聴くことの重要性，人としてどうあるべきかの姿勢を「面談」を通して学んでいった．
> <u>筆者が体験を通して医療従事者に伝えたいことは，日常診療の中できちんと患者に向き合い，小さなずれの段階から丁寧に対応することであり，そうすることで溝は越えていけるのではないかと考える</u>」（下線は筆者）

紛争管理のメディエーションスキルを先進的に取り組んだ組織が，最終的に行き着いた先は，コミュニケーションスキル向上による日常診療での満足度改善であることが，「究極のリスクマネジメント」の有用性を示唆していると考えています．

道しるべ　認知症医療の現状が提起している医療課題

　2008年1月20日のNHKスペシャル「認知症医療を問う」という番組は，日本の医学界が抱えてきた問題の本質を鋭くあぶりだした番組だったと思います．番組の中では，厚生労働大臣も出演していたこともあり，出演した患者会，専門医，現場の一般開業医師，介護スタッフなどかなり積極的に現状について発言していたのではないかと思います．その課題とは，以下の4点でした．
　①診療の質の担保，②医師の専門医教育，生涯教育，③専門医とかかりつけ医の連携体制の構築，④診療報酬における質の評価について
　まず，認知症の患者さんは，確定診断を受けるまでに複数の医療施設を渡り歩き，長い患者さんは5年以上もかかったといいます．現在，有用性が示されている治療薬は，認知症の進行を抑える位置づけであり，早期診断によって，できるだけ進行を抑えるのが基本的な治療アプローチとなります．患者は，医療機関にアクセスしているにもかかわらず，正しい診断が行われず，早いタイミングで進行予防の認知症治療を受けられてないばかりか，「うつ病」「統合失調症」など他の精神疾患と診断され，違う治療薬の投与を受けていました．その結果，1日中ボーッとして，寝たような状態になったといいます．おそらく抗うつ薬や向精神薬の影響だと思われます．これは，医原病である可能性があります．高齢者は，様々な精神疾患を併発してきますので，鑑別診断はむずかしいと思われますが，だからと言ってこのような投薬治療が許容されるべきものではありません．
　また，間違った診断を受けないまでも，もの忘れの症状が，徐々に進行していく患者さんとそのご家族が「なぜこんなふうになっ

ていくか」という不安と周りからの無理解により「自己の尊厳」が傷つくことに苦しんでいました．ある患者さんは，定年退職まであと3年だったが会社を辞めざるを得なかったという話をされていました．

　認知症の診断ができなかった精神科医が音声を変えて証言していましたが，いままで体系的に認知症を学んだことがなく，しっかりとした診断や治療を行う自信はないのだと述べていました．また，広島県の整形外科専門医の開業医の先生が，在宅患者さんにかなり認知症の患者さんがおり，治療に難渋している姿が伝えられました．きっかけは，ある認知症の研修に参加して，認知症診断のために患者さんに時計の絵を描いてもらう簡易検査項目があり，自分の患者さんに試したところ，普段自分が診療している患者さんのかなりが，時計を描けなかったのにビックリしたといいます．そのあと自分で認知症の勉強を必死にされていましたが，治療薬による陽性症状をどのようにコントロールしていいかという不安を抱えながらの診療の苦慮を正直に吐露していました．また，この医師は，「かかりつけ医」のための（認知症の）研修をしっかりやっていきますと述べていた日本医師会の理事の前で，医師会主催の生涯教育の数時間の研修内容では，自信をもった診療をするには全く不足していることを発言していました．番組の司会者が質問をその医師に振った場面でもなく，唐突という感じで割り込んだ発言であったために余計に現場医師の本音が出ていたと感じました．

　この番組を通じて，専門医とは何か，専門医としての責務が問われたものと感じました．どこに認知症を正確に診断でき，適切な治療を行ってくれる医療機関があり，どの医師が担当できるかについて，学会などの専門医集団が責任をもって広く国民に公表する必要があります．同時に認知症を診断・治療するために必要な知識と経験をもって，自分たちの専門的技術・技能の保障をするのです．日本の医学界で今までタブーとされていたことです

が,「自分たちのような専門的なトレーニングを受けていないところを受診するのは患者の利益にならないのでやめたほうがいい」と言うときが来ていると思います.急増する患者さんを数少ない専門医だけでは,とうてい診ることはできないというので現場が混乱するという意見もあるでしょう.しかし,上述のように,正しく診断できない医師が診ることで患者さんへ不利益がもたらされる可能性もあるのです.少なくとも音声を変えて証言した精神科医のように,「いままで体系的に認知症を学んだことがなく,しっかりとした診断や治療を行う自信はない」ことを診察前に患者側にインフォームド・コンセントのときに伝え,同意を取るべきです.現在,日本には120万人を超える認知症患者がいるといわれており,「認知症を診断できる医師」が不足しているわけです.この数の患者を診断するために必要な医師数が推計できると思います.それに基づいて「認知症を診断できる医師」の養成を,専門医の研修プログラムに従って行うのです.そのための,予算を含めたリソースがどれくらい必要なのかということも明らかになります.

また,認知症の診断は,CTやMRI画像なども診断に用いますが,検査や丁寧な問診が重要とされており,診察に時間と手間がとてもかかります.現在,物忘れ外来をやっている施設には,多くの患者さんが押し寄せ,そのスタッフは大変な状況であるといいます.しかし,診療報酬としてその手間暇に見合う点数がついていないために,経営的には厳しいといいます.日本の医療制度が,薬や診断などの出来高払いを前提にしたシステムであるために,専門的な診断のためのノウハウに対してインセンティブが提供されていません.

このようなことは,認知症だけで起こっているものではありません.例えば片頭痛でもほぼ同じような問題が存在しています.日本で片頭痛は約800万人が罹患しているといわれており,とくに女性30～40代という仕事や家事に忙しい層に多く,患者さん

によっては月毎に1日〜数日間寝込むほどの痛みがあり生活に障害があるほどです．そういった患者さん達が，医療機関を受診しても，片頭痛と正しく診断されるのは，全体でみると3分の1程度といわれています．この病気も，脳腫瘍や脳血管障害などの器質的な病変を画像診断で除外した後は，やはり丁寧な問診によって鑑別診断することになります．多くの場合，緊張型頭痛との鑑別でひっかかるようです．片頭痛の手間隙のかかる診療についても診療報酬のインセンティブはありません．したがって，プライマリ・ケア医は，あまり診たがりませんし，そのための勉強をしようというモチベーションが低いのです．

　日本は，自由標榜，自由開業制で，当該診療領域における質が問われることはありませんが，せめて「○○は自分には診ることはできません」という自己申告を患者側に，医師倫理として伝えるというのはいかがでしょうか．

第Ⅳ章
医療安全と職員満足度との関係

提言　医療職の労働システムの再点検の重要性

　医師，看護師の勤務状態，バーンアウト率，職員満足度が，入院患者の死亡率など医療安全におけるいくつかの指標に影響しているというエビデンスが報告されています．
1) 患者を救うはずの医療者が過労死や自殺で命をなくすようなことが起こってしまうのは，現状の労働システムのどこかがおかしいことを示しています．
2) 労働システムを管理監視する各地の労働基準監督署は，抜き打ちの実態調査として数日間，若手勤務医・看護師に密着して，労働時間と仕事内容，労働時間の扱い，休憩，休暇，賃金計算などを一斉に調べる必要があると思います．医師，看護師不足が叫ばれる中で，医療現場の労働システムは日本のこれからの医療を構築するためにメスを入れなければならない課題です．

燃え尽きる看護師

◆ Nursing Work Index

東京女子医大の金井 PAK 雅子氏のグループが，Nursing Work Index（Tips）を用いて日本の急性期病院に勤務する看護師の労働環境を明らかにするとともに，日本と欧米のヘルスケアアウトカムを比較することを目的とした調査結果を公表しました（週刊医学界新聞, 2007）[42]．

2005 年に国内の 19 の急性期病院の 302 病棟（産科・精神科病棟を除く），7,098 名の看護師を対象として実施され，19 病院 300 病棟，5,956 人の看護師（回収率 83.9％）から回答を得ました．

◆ 6 割がバーンアウト

その結果によると，対象者の約 6 割がバーンアウトしており，対象者の 58％が現在の仕事に不満足であると回答していました．米国が 43％，カナダ，イングランド，スコットランドなどが 30％台，ドイツ（15％）と比べてその割合がきわめて高く，日本の看護師の置かれている状況が非常に深刻であることが明らかになったのです．このデータについて 2007 年 11 月の第 2 回医療の質・安全学会でも発表されていましたが，金井氏のプレゼンテーションの中で，最初にこの結果を見た Dr. Aiken は，あまりにも日本のバーンアウト率が高いために，何かデータの間違いではないかと問合せてきたとコメントしていました．

複数の研究結果から，看護師のバーンアウトと患者ケアの質，医療の安全性に相関があることが示され，日本の病院における患者アウトカムや安全性に対して危惧をいだきました．実際，調査項目の中で「自分の所属病棟のケアの質が優れているか」という設問に対して「優れている」

Tips　Nursing Work Index
　どのような性質を持つ病院が看護師にとって魅力的なのかを明らかにするために，1989 年に米国の Kramer と Hofner によって開発され，2000 年には米国で Dr. Aiken らが 51 項目に再構成し，病院組織におけるさまざまな側面について 4 段階で評価する調査票（Nursing Work Index-R）です（金井）[43]．

と回答しているのは，米国やその他の国では30％台であるのに対し，日本の看護現場ではわずか3％のみであり，看護ケアの質が危惧される結果でした．ケアの質に関して，誤薬，院内感染，転倒転落，患者・家族からの言葉の暴力などの発生について，調べられていました．日本の誤薬の発生は42％の看護師が回答しており，米国の15％の3倍近くになっていました．

◆**医師不足と看護師不足の根は同じ**

一方で対象者の約7割は「看護師であること」に対しては満足しているという結果もでていたことから，Dr. Aikenは，日本では病院が魅力的な労働環境作りに失敗していることを指摘しました．さらに，看護師のバーンアウトは医師不足とも関係しているものであり，医師不足と看護師不足を同じ問題として捉えるべきであると示唆しました．

2007年3月に日本看護協会から公表された2006年病院看護職員需給状況調査で，看護職員配置引き上げによる看護現場への影響について調べたところ「一人一人の患者のケアにあたる時間が増えた」（48.9％），「超過勤務が減少した」（46.6％），「一人あたりの夜勤回数が減少」，「新人の指導・サポートにあたる時間が増えた」（40.3％）という結果でした（社団法人日本看護協会，2007）[44]．

「7対1」対応病院は全体の約15％でまだ少数の病院ですが，担当する患者数が減ることで労務状況が改善するとともに，患者ケアが充実することも示唆されていることから，Dr. Aikenが示した日本の病院の患者アウトカムや安全性に対する危惧は当を得た推察であるといえます．

看護師の人員配置と安全な看護

◆**受持ち患者が1人増えると死亡率が7％上昇**

前出のDr. Aikenは，病棟における看護師の受け持ち患者が1人増えるごとに，患者の死亡率は7パーセント上昇するという論文「病院における人員配置と患者の死亡率，看護師のバーンアウト・職務不満足」で世界に衝撃を与えました（Aiken, 2002）[45]（図4-1, Tips）．

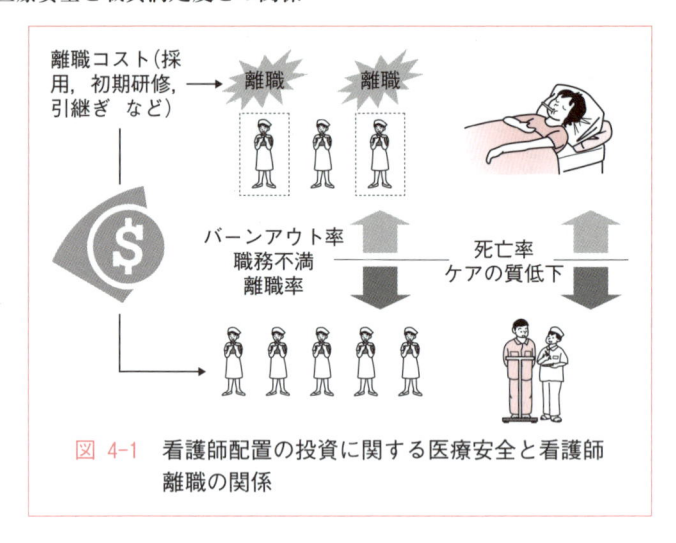

Ⅳ章　医療安全と職員満足度との関係

図 4-1　看護師配置の投資に関する医療安全と看護師離職の関係

◆「人間中心の医療」という新しいパラダイム

　この論文が世界に衝撃を与えたのは，さらに看護師のバーンアウト率，職務不満足度まで調べ，それが離職につながっていることを具体的に証明した点でした．この研究の背景には，カリフォルニア州での悪化する看護師不足の対策として看護師配置の最低基準を設定することが，医療

> Tips　病院における看護師の人員配置と患者の死亡率
> 　ペンシルベニア州の168の病院において，看護師10,184人，入院患者232,342人（一般外科，整形外科，循環器外科）を対象に看護師の人員配置と看護ケアにおける患者アウトカム（全死亡率，入院後30日以内での合併症からの死亡率）に加え，看護師のバーンアウトと職務満足度について検討しました．病院特性（病床規模，研修病院など）の要因を調整後，看護師が担当する患者の数が1人増えることで，患者の全死亡率，合併症後の死亡率がともに7％上昇していました．これは，患者6人に看護師1人という体制から患者8人に看護師1人体制へ受け持ち患者数が増えたとすると，入院患者1,000人あたり，死亡する患者が2.3人増加するという統計分析の結果でした．また，看護師のバーンアウト率と職務不満足度は，看護師あたりの患者数が一人増えると，それぞれ23％，15％高くなっていました．さらにバーンアウトしていない看護師の1年以内の離職意向者の割合が11％であるのに対して，バーンアウトしている看護師のそれは43％でした．患者アウトカムについての関連性については，患者あたりの看護師が増えることで，看護師の患者のベッドサイドの監視が濃密になることから，早期発見や看護ケア介入が可能となり死亡率を下げるという多くの論文結果を支持するものでした．

安全の向上と看護師の離職防止に有効であるかを検証するものでした．この結果から言えることは，医療安全のためには，人的コストを投入する必要があることと，それによって看護師がバーンアウトから守られることでした．患者にやさしいだけでなく，そこで働く看護師にもやさしいことを追及しよう．「患者中心の医療」を超えた「人間中心の医療」という新しいパラダイムの方向を示しているかもしれません．

◆人件費コストか離職に伴うコストか

論文の中で人的コストについての考察がありましたが，配置のために人件費がかかる一方で，離職にともなうリクルート費や採用後の研修費などのコストは，離職率の低下によって抑制できるとありました．アメリカでは，離職に伴うコストは一般の看護職一人あたり 42,000 ドルで，専門看護師は 63,000 ドルかかるそうです（Nursing Executive Committee, 2000）[46]．トータルで考えたときのコストとして，どちらの投資がより価値をもたらす使い方かを考えさせられます．

医療の質・安全学会の理事長の高久史麿氏が，医療安全にかかるコストの問題について「コストについて議論しないで，安全だけ求められても，それは医療者にとって負担になるばかりです．もちろん，教育や心構えは必要だけれども精神論だけで防ぐのはやはり無理です．それこそ竹槍で B29 に立ち向かうようなものです．このことについては，国民にもよく理解していただきコンセンサスを得ることがひとつの課題であると感じています．」と述べており（週刊医学界新聞，2008）[47]，国民の期待する医療安全の向上とそれにかかる必要コストについて具体的に議論すべき時期であることを指摘しています．

看護師の離職

日本看護協会が毎年実施している「2006 年病院における看護職員需給状況調査」の結果によると，全国の看護師平均離職率が 12.3％ であり，新人看護師では 9.3％ でした．また，国内の就業看護師不足は深刻化している一方で，結婚や育児等を期に離職した看護師資格を有しながらも就職していない「潜在看護師」が推定 55 万人に達していると言われてい

ます．

◆離職の理由

では，離職理由について2005年に岡山県内の看護職員773名を対象にした「看護職員離職者実態調査・未就業看護職員実態把握調査」[48]をみると理由の上位は，①人間関係，②仕事内容が不満，③労働時間が長い，④健康上の理由，⑤妊娠・出産・育児でした．「人間関係」を挙げた看護師のうち，「上司との関係」が5割弱で，「同僚との関係」が3割弱を占めていました．「仕事内容が不満」を挙げた回答者のうち「業務以外の仕事が多い」「仕事や業務が認められてない」がともに約4割が回答されていました．

◆福利厚生が離職を抑える

公表されている2004年の調査結果で，病院の設置主体別の離職率では，学校法人や個人が約14％前後と高く，都道府県・市町村は7.2％，国民健康保険団体連合会は9.0％と低い離職率でした．国公立病院系のほうが，労働時間管理や産休・育児休制度のような福利厚生が手厚い傾向にあり，離職率を抑える要因のひとつであると考えられます．さらに，「2007年度当初の看護職員確保に関する緊急アンケート」では，1,444病院のうち25％の病院が「離職が減少」していると回答しているのに対して，「7対1」配置病院では「離職が減少」と回答しているのが37.1％でした．つまり，「7対1」のような看護師配置数が多い病院ほど離職が低いとする結果が確認され，「超過勤務の減少」「一人あたりの夜勤回数が減少」による労働時間に対する緩和が離職抑制に効果的であることが示唆されました（社団法人日本看護協会，2007）[49]．

看護師争奪狂想曲「7：1」(Tips)

◆東大附属病院の事例

マスメディアにも多く取上げられましたが東京大学医学部附属病院が存亡をかけて「7対1」取得に向け看護師300名採用を達成した事例を紹介します（榮木，2007）[50]．これまでの国立大学病院は，国家公務員総定

表 4-1 東大附属病院における看護師 300 名採用のためのアクション

1.	看護大学訪問	病院長，副病院長，診療科長が学会，講演会などの出張先近辺の看護大学を訪問.
2.	全国看護学校 813 校訪問ローラー作戦	各診療科から担当医師 1～2 名を診療科長から推薦してもらい，診療科ごとに訪問担当地区を割り当て，看護部長・若手看護師・事務職員を加えた訪問チームを編成し，その若手看護師の母校訪問を徹底して行う．その際の旅費等は病院負担.

員法によって看護師や医師などの増員はほとんどできない状態でした．また独立法人後は，制度上は法人裁量で採用可能になったものの，毎年の経費削減目標の提示によって人件費を増やすことはなかなかできませんでした．しかし，2006 年に特定機能病院である大学病院として急性期医療を担うためには，2007 年に「7 対 1」配置基準を取得することが必須であるとの組織の意思決定が下されました．それまでの毎年の採用者数は 2005 年，2006 年それぞれ 118 名，122 名でしたが，「7 対 1」取得には，300 名を超える増員が必要となったのです．新規採用活動は，看護部のみならず，各診療科の医師を巻き込んだ組織一丸となった取組みでした．その主なアクションは表 4-1 の 2 つでした．

もともと「東大」というブランド力があり，それに上記のような組織一丸のアクションの徹底の結果，病院見学会参加者が 519 名，受験者 371 名，採用 307 名を確保したそうです．採用後の半年間は，新規採用者の教育などで超過勤務が増えたそうですが，日勤者数や夜勤要員増加により，「7 対 1」看護の効果を実感できるようになり，スタッフ間で働きやすさと自分たちの看護ケアへの達成感が高まっていると報告しています．

> Tips　7 対 1 入院基本料
> 　2006 年の診療報酬改定では，看護職員を手厚く配置して看護職員の過重労働を解消し，安全で質の高い医療・看護の提供につなげるために，一般病棟入院基本料の看護職員配置基準で，看護職員 1 人が患者 7 人を受け持つことで，これまでの 10 対 1 看護よりも手厚く看護師を配置する「7 対 1 入院基本料」が新設されました．これを機に，大学病院をはじめ大規模病院などが看護師の大量採用を行う傾向が強まり，地域や中小規模の医療施設での深刻な看護師不足に拍車をかけました．

Ⅳ章　医療安全と職員満足度との関係

　このような東京大学医学部付属病院での取組みは，国立大学病院看護部長会議という全国横断的な組織における水平展開により，2007年度には，国立大学42病院中26病院が「7対1」を取得できたといいます．

◆中小病院では看護師不足に拍車
　このように大学病院を中心に「7対1」の取得のために全国で看護師争奪が起こり，さらには都市部の大病院による看護師抱え込みや，基準クリアのために受け入れ患者を制限するなどの弊害が起きました．そして中小規模の病院や地方の病院では，看護師不足がこれまで以上に深刻化したといわれています．
　2007年1月31日には中央社会保険医療協議会から建議書が提出され（中央社会保険医療協議会，2007）[51]，2008年診療報酬改定で「入院患者7人に看護師1人（7対1）」の配置を実現すれば上乗せ報酬が得られる現行基準を見直し，単に看護師数を満たすだけではなく，看護必要度に応じて上乗せを受けられるよう厳格化する」という見直しがなされました．この改定の趣旨がわからないわけではありませんが，頭を傾げざるを得ません．前述した東京女子医大の金井PAK雅子氏のグループの調査結果では，現状の看護配置状況では，急性期病院の6割近くの看護師がバーンアウトしており，対象者の58％が現在の仕事に不満足な状態にあるのです．看護師のバーンアウトが医療安全を脅かすことを示すエビデンスは多数報告されています．Dr. Aikenらの調査では，病棟における看護師の受け持ち患者が1人増えるごとに，患者の死亡率は7パーセント上昇するといわれているのをそのままあてはめると，「7対1」から「10対1」に3人受け持ち患者を増やした場合には，入院での死亡率が21％上昇することになります．Dr. Aikenらのような受け持ち患者数と死亡率に関するエビデンスが日本の病棟ではないので，はっきりとしたことは言えませんが，今回の「7対1」基準の見直しにおいてこのような医療安全に関する議論がなかったのは，まだまだ医療の質，特に医療安全にはコストをかけるものであるとの認識が欠落していることを示しており，残念でなりません．

◆国際比較データ

　2002年OECDの国際比較データによると，病床100床当たりの看護職員数は，フランス91人，ドイツ108人，イギリス224人，アメリカ233人に対して，日本はわずかに54人です．ちなみに人口1000人当たりの病床数は，フランス3.8床，アメリカ2.8床に対して，日本は7.2床でした．2007年に公表されたOECDの最新データでは，人口100万人当たりのCT台数がフランス9.8台，アメリカ32.2台に対して，日本は92.6台．人口100万人当たりのMRI台数は，フランス4.7台，アメリカ26.6台に対して，日本は40.1台であり，突出しています（Health at a Glance, 2007）[52]．そもそも医療は「労働集約」的なサービスと言われていますが，日本では労働投下よりもむしろCT，MRIのような医療機器などの設備投下にコストが使われている実態も忘れてはならないのです（尾形，2007）[53]．

　果たして，医療安全の視点からも「7対1」を適応させる看護配置として急性期病院だけでよいのか，「7対1」ではなく，もっと看護師配置を増やす必要はないか，根本的な議論が必要と思われます．

医療スタッフの継続勤務意向への影響因子

◆職員満足度調査の結果

　われわれは，2005年11月に実施した病院の職員満足度調査（対象：看護師，技師，事務職など172名）において，職員の勤務継続意向へ影響を与える因子を重回帰分析で検討しました．その結果，今後も同じ施設で勤務を継続する意向について，「福利厚生・生産性」（労働時間の適切さ，勤務時間帯に対する満足，休暇の取りやすさ），「キャリア開発・コーチング」（上司による部下の提案支援，学び成長する機会の提供，上司の指導），「給与処遇」（努力や仕事内容に見合う収入）が影響因子として抽出されました．勤務継続意向への影響力の強さを示す標準偏回帰係数（β値）は，それぞれ0.391，0.390，0.324と「給与処遇」が他の2つの因子よりもやや小さいものの3つの因子間で大きな差は見られませんでした．すなわち，職員の勤務継続意向を高めるためには，「福利厚生・生産性」（人材資源の配置）と「キャリア開発・コーチング」，「給与処遇」

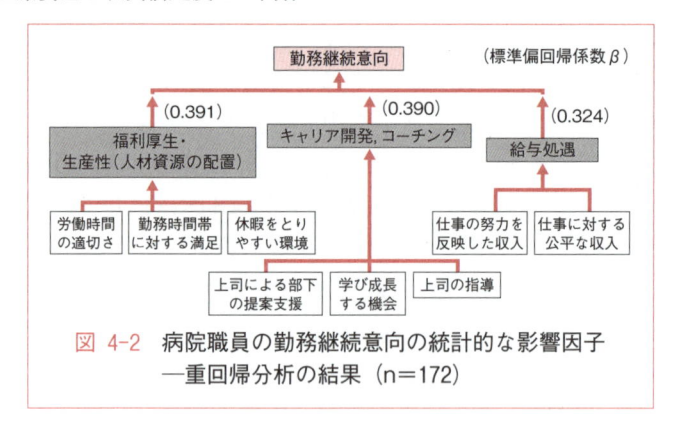

Ⅳ章　医療安全と職員満足度との関係

図 4-2　病院職員の勤務継続意向の統計的な影響因子
　　　　—重回帰分析の結果（n=172）

へバランスよく対応する総合的な人事政策が必要であり，給与処遇だけ手厚くしても勤務継続意向を高める効果は限定的であるという結果でした（図 4-2）．

◆緊急アンケート調査の結果

　前述の「2007 年度当初の看護職員確保に関する緊急アンケート」によると，看護職員を予定通り採用できた理由の上位として，「教育研修体制」（38.3％），「夜勤や人員配置などの勤務体制」（38.1％），「福利厚生・休暇など，給与以外の労働条件」（22.2％），「給与」（22.0％）が挙げられたのに対して，予定通り採用できなかった理由の上位は，「給与」（45.8％），「病院の知名度」（38.3％）でした．この報告の結論は，看護師の採用に成功している病院では，「給与」「労働条件」がある一定水準に達しており，それに加えて充実した「教育研修体制」「夜勤や人員配置などの勤務体制」が整備されていることを指摘しています．この結果は，われわれが先に示した職員の勤務継続意向の影響因子に関する調査結果を証明しているといえます．

若手勤務医師の激務の生々しさ

　『東大のがん治療医が癌になって』（ロハス・メディカル）の中で加藤大基氏は，34 歳という若さで原発性肺がんに罹った闘病記録を，あるとき

は医療者として，またあるときには患者の立場でビビッドに描いています（加藤，他，2007)[54]．この本では闘病以外に，加藤氏が自分の医師人生を根本から揺るがすほどに追い込んだ，現在の若手勤務医の労働環境の劣悪さが描かれています．労働環境の劣悪さが医療の質向上の阻害，医療安全へ負の大きな影響を与えている実態を世の中に広く理解してもらい，医療界を少しでもいい方向に変えたいという想いから，勤務医時代の労働環境が詳細に述べられています．論点は2つあり，ひとつが雇用契約上の問題であり，もうひとつがワークロードの過酷さです．

◆雇用契約上の問題

雇用契約について，図4-3の図中の「異動通知書」は，筆者が文章中から構成したものです．問題なのは，1日の勤務時間が書かれていない点です．卒後4年目の例では，実際の給与支払額から週4日，1日6時間労働扱いであることが後からわかったといいます．もちろん，夜間の病棟業務，夜間のコール，土・日に患者さんが急変して病院へ駆けつけても，残業代は1円も支給されていなかったそうです．筆者も20年以上医療界で仕事をしていますがこのような契約書面の内容であるのを初めて知りました．一般の人たちにはほとんど知られていないでしょうが，これを見ればきっとびっくりするでしょう．通常の労働条件通知書には，日雇いでも，就業場所，始業時間と終了時間，休憩時間，所定外労働時間の有無，賃金，諸手当およびその計算方法，所定時間外および深夜割り増し賃金，社会保険，雇用保険などについて記載されていなければなりませんが，それがないのです．参考までに標準的な日雇いの場合の通知書の書式を提示しておきます（図4-4）．雇用主側からすると，表現はよくありませんが，安い労働賃金で勤務時間は上限なしで働いてもらえるものになっています．

◆ワークロードの過酷さ

もうひとつは，病院での長時間労働に加え，休日，昼夜を問わない患者の急変のファースト・コールへの対応が，肉体的，精神的な負担をきわめて大きくしていることです．加藤氏の言葉を引用すると，「夜間の呼び出しの波状攻撃（言葉がよくないが，本当に攻撃にすら感じるとき

【レジデント卒後４年目】	【レジデント卒後５、６年目】
異動通知書 任期は１日とする。ただし、別段の通知がない場合は、任期を日々更新する。 時給 1,930 円を給する	異動通知書 任期は１日とする。ただし、別段の通知がない場合は、任期を日々更新する。 日給 11,254 円を給する 勤務は週４日とする

図 4-3　雇用契約上の問題

（文献[54]，p172，194 より構成）

年　月　日 （労働者名）殿 事業場名称・所在地 使用者職氏名	
就労日	年　月　日
就業の場所	
従事すべき業務の内容	
始業、終業の時刻、休憩時間、所定時間外労働の有無に関する事項	・始業（　時　分）終業（　時　分） 休憩時間（　）分 ・所定時間外労働の有無（有，無）
賃金	1. 基本賃金　イ　時間給（　円）、ロ　日給（　円） ハ　出来高給（基本単価　円、保障給　円） 2. 諸手当の額及び計算方法 イ（　手当　円　／計算方法:　） ロ（　手当　円　／計算方法:　） 3. 所定時間外又は深夜労働に対して支払われる割増賃金率 イ　所定時間外　法定超（　）%、所定超（　）% ロ　深夜（　）% 4. 賃金支払日（　）－（就業当日・その他（　）） （　）－（就業当日・その他（　）） 5.労使協定に基づく賃金支払時の控除（有・無（　））
その他	・社会保険の加入状況（健康保険　その他（　）） ・雇用保険の適用（有，無） ・その他〔　〕

図 4-4　労働条件通知書

（日雇型）

がある）が，着実に疲労を蓄積していくのです．昼夜の別を問わず，いつでも病院に駆けつけられるようにスタンバイしていることの精神的・肉体的疲労は，他職種にはあまり類を見ないのではないだろうか．土日のいずれかがたまの休日であることもあるが，基本的に平日の夜が非番ということはない．重症患者さんを多く受け持っているときは，毎日のように夜中に呼ばれる．」とあります．また，現在，鎌倉と沖縄で在宅医療をされている泰川恵吾氏の『日本でいちばん幸せな医療』の中に，大学病院の救命救急での研修医時代のことが書いてありました（泰川，2004）[55]．何日ぶりかで帰宅した部屋の電子レンジの音が，当時の呼び出しの「ポケベル」の音に聞こえ，怯えた感覚があったと述べています．あたかも，ベトナム戦争に従軍したアメリカ兵が，ジャングルの中で仮眠中，カサッというわずかな葉音に反応するかのようです．

　2004年からはじまった新医師臨床研修制度では，臨床研修医のアルバイトを禁止し，各病院が給与や労働時間などの処遇を大幅に改善したものになりました．この処遇改善にあたり国は，研修病院に対して臨床研修に係る補助金を交付しています．初期研修においては，このような教育・人件費の裏づけがなされていますが，初期研修を終えた後期研修以降は，このような財政的な裏づけはありません．従来から，研修医を非常に安い給与で雇用している病院などでは，3年目以降の後期研修医と初期研修医との処遇に逆転現象が起こっているところもあります．「すずめの涙はでないけど，笑いがでる」くらい安いと揶揄される大学病院では，厳しい労働環境状況がまだまだ続いているのです．

医師の労働環境が医療安全に与える影響

　前出の加藤氏が，繰り返し述べているのは，劣悪な勤務医の労働環境の改善もさることながら，このような労働環境にある勤務医に，医療の安全を託さざるを得ない実態を患者側にも知ってほしいということです．勤務医たちも，マンパワー不足の中で，医療事故に繋がりかねないと危惧しつつも，綱渡りの仕事を続けています．前出の苦情件数と医療訴訟の統計的な相関が示された論文（Hickson et al, 1994）[28]では，訴訟リスク要因として「業務量」が独立した因子になっていました．

Ⅳ章　医療安全と職員満足度との関係

◆パイロットの服務規程

　また，看護師の病棟での受け持ち患者数が増えると，死亡率が上昇することは前にも述べましたが（Aiken et al, 2002）[45]，過重な業務量の中で，現場で奮闘する医療者たちが，近年高まりつつある医療安全のリスクをさらに高く負わされていると考えられます．従来から当直明けにそのまま連続して勤務するのが当り前のようになっていますが，24時間眠らない人の注意力はビール瓶2本を飲んでほろ酔い状態の注意力と同じだそうです（医師35人の合同編集委員会，2008）[56]パイロットの服務規程では，1回の最大乗務時間（ブロックタイム）が12時間と規定されています．航空機事故においてパイロットの乗務時間の長さとの関係を検証したところ，操縦時間が9時間までは事故率の上昇は見られず，10～12時間になると事故率がやや上昇し，13時間以上になると平均より5.6倍に上がることが判明したことから，最大乗務時間が12時間以内となったようです．

　なぜ，医療にはこのような議論が起こらないのでしょうか．多くの人は「寝ずのパイロット」という飛行機には乗りたがらないでしょうが，「寝ずの看病」というと悪くはないかなと思う人もいるかもしれません．これには「赤ひげ」的心象イメージが重なっているかもしれません．しかし，パイロットだろうと医師だろうと睡眠生理，疲労蓄積，判断力の低下ということは変わるはずがありません．

◆過去と比較できない過酷さの度合と訴訟リスク

　研修医が抗がん剤の投与量を間違えて医療過誤の責任を問われる事案も起きています．刑事訴訟の場合は，システムエラーがあっても問われるのは医師個人の責任です．若い勤務医たちはあたかも医療紛争の地雷原を歩かされているような感じすらあります．現場の勤務医，特に若手の医師たちの根性と体力に依存する状況で，われわれは，本当に医療の安全，質向上を求められるものでしょうか．

　医療界では，ずっとこのような体制を前提にしてきたために，ベテランの医師たちも，一人前になるための修行期間として受け止め，「俺たちもそれをやり抜いてきた」という意識をもっているでしょう．しかし，昔と今では環境が大きく変化し，過酷さの度合いと負わされる紛争リス

クが格段に大きなものになっています．厚生労働省のデータによれば，一般病床の在院日数の推移は1996年の32.8日から2004年の20.2日まで，12.6日も短縮しています．急性期病院ではさらに短縮が図られています．在院日数の短縮で，新患で検査，診断，治療方針の検討などを要する患者さんの回転が速くなり，病院勤務医のある一定期間内に受け持つ患者数はこの10年だけで，1.5倍に増えています．また，現在では，各施設でも病状，治療方針の説明などインフォームド・コンセントの充実を図っているため以前よりもかなりの時間をかけるようになってきています．さらに，前述した医療過誤訴訟数についても1990年代と比べると現在は2～3倍になり，国民が医療安全に向ける目がより厳しくなっています．手厚いケアを必要とする状態の患者さんをより多くみなければならないプレッシャー，そして負わされる紛争リスクのプレッシャーの観点から，ベテラン医師たちが通過した勤務医時代の激務内容は，量，質ともに変化しており，「体力と精神力と赤ひげスピリット」だけで乗りきれる限界点はすでに超えているでしょう．

道しるべ コストをかけない安上がりな安全はない

　2000年10月12日，ボストンのローガン国際空港のある一室は，緊迫した空気の中にありました．ローガン国際空港を離陸して1分後にレーダーから機影が消えたのです．沿岸から1.5キロ地点に墜落した模様で，沿岸警備隊が120名の乗客の救助に向かいました．さらに海軍の海底探査艇も到着しました．

　「墜落地点は揮発性燃料が流出し危険です．周辺海域を封鎖します」
　「緊急車両をローガン空港まで通すために，大通りを封鎖しました」
　「事故対策本部長と監察医と話がしたい」
　「機体の破片は見つかったか」
　「航空会社と赤十字が現地に着きました」
　「情報収集と準備ができしだい，ご家族支援センターを設置します」

　このような言葉が飛びかっていました．実は，1996年7月17日，ニューヨーク発パリ行きTWA800便が，離陸直後にロングアイランド沖に墜落した事故をシナリオにしてローガン空港の保安セクションが主管した危機管理の訓練の模様でした．これは，『エア・クライシス―旅客機事故検証からテロ対策まで―』（英文タイトル：Air Safety, Learning from tragedies）というアメリカの航空業界の安全への取組みに関するドキュメンタリー番組（ディスカバリーチャンネルDVD，2007）[109]の内容を引用させてもらいました．実際に起きた航空機事故から多くの事故対策と防

止への取組みが紹介されています．たとえば，航空機燃料による890℃の火災に耐えうる断熱材の開発，落下衝撃で荷物棚が壊れ乗客が死傷することから，落下衝撃実験による荷物棚の開発，離陸時の事故を想定した頭部衝撃緩和実験による座席シート設備の開発です．1,500万ドルをかけてジャンボジェットに相当する450トンの荷重実験ができる設備を建設し，滑走路のアスファルト磨耗の実験データから，滑走路設計者や空港整備にフィードバックされる様子．テロ犯罪や爆発物に備えるハイテク・セキュリティゲートといった保安設備の開発．また，連邦航空局 (Federal Aviation Administration, 略称：FAA) の，空港の着陸の安全性を監査するためにFAAの専用機によって空港からの航法支援シグナルの状態をチェックし，悪天候を想定した着陸誘導システム機能を確認し，もし異常が見つかれば，直ちに空港を閉鎖して，改善させるというような監査機能．低気圧下でのパイロットの意識レベルや体調変化の研究など，ヒューマンエラーに関する対策，などなどです．

　これらに加えて，事故が起きたときの発生時の対応として，冒頭の墜落事故発生の大規模な演習，整備士の育成，客室乗務員の救急患者対応，90秒以内の機外脱出演習，プールでの海上の避難ボート演習など危機対策演習の広範な取組みが紹介されています．

　日本の医療現場でも，航空業界や他産業の安全管理コンセプトをもとに，医療安全の取組みが始まりました．2007年4月の医療法改正により全医療機関での取り組みが義務化されました．しかし，各医療機関における医療安全に係る人材の採用，育成，組織で取り組む時間的な余裕，場合によっては医療機器，設備投資を可能とする診療報酬の経済的な裏づけはほとんどありません．現状としては各医療機関へ「社会的な要請に基づく義務だから取り組め」という"竹やり精神"的なアプローチになっています．2005年，医療の質・安全学会が設立されていますが，業界をあげ

ての行政,学会,産業界への取組みは,航空業界と比べるとまだまだといわざるを得ません.現在医療費抑制ありきの状況が続いていますが,このままだと,国民にとって医療安全の質向上が竹やり精神的な努力範囲内に限定されるのは避けられません.

　ドキュメンタリーの最後のまとめの言葉が印象的でした.

「安全にはコストがかかるんだよ」

第Ⅴ章
医療崩壊を防ぐ医師教育

提言　地域医療の崩壊は新臨床研修制度が原因か

1) 2004年に始まった新医師臨床研修制度の導入を，医療崩壊の原因の一つとして指摘する声があります．新医師臨床研修制度では，研修医志望先と研修医療機関先の採用希望者のマッチングを行うようになって，半数以上の研修医が大学ではなく一般の臨床研修病院を選択するようになり，初期研修後も，そのまま一般の研修病院を後期研修先として選択する研修医が増えてきました．その結果，大学医局に所属する医師が減少して，ある一定量の新人局員の確保を前提にした医局派遣システムが回らなくなり，本院すらスタッフ不足になる大学が続出し，大学から地域の医療機関に派遣していたスタッフを「引き上げ」ざるをえなくなりました．その結果，引き上げられた医療機関の診療ができなくなり，これが地域医療の崩壊につながったという主張です．

2) この主張は，起こった現象面を表層的にとらえているもので，現象を動かしている源流を言い当てていません．

進む大学離れの本質

◆大学離れは研修体制満足度の格差

　新医師臨床研修制度が始まる旧制度下では，研修医が選んだ研修病院の割合は，大学と一般の臨床研修病院で，「70対30」でしたが，新制度4期生では「45対55」となりました．この変化の原因のひとつは，豊富なプライマリ・ケアを経験するには，特定機能病院である大学病院よりも一般研修病院のほうが研修できると考えられたことです．もう一点は，アルバイトが禁止され，大学病院での処遇・待遇はかなり改善されていますが，一般病院と比較するといまだに格差があることです．

　新制度の1期生が2年間の研修をほぼ終えた時点の2006年3月・2年次研修医（n=1,166人）に対して，臨床能力について自己評価調査をしました．その結果を2003年3月に行った調査の結果と比較したところ，旧制度に比べて，新制度下の研修医は，幅広い臨床能力の修得状況が著しく向上していることが示されました．また，旧制度下では一般の研修病院の研修医の臨床能力のほうが大学病院の研修医の臨床能力よりもかなり高いという結果でしたが，新制度下では両者の差がほとんど認められませんでした（週刊医学界新聞, 2008)[57]．しかし，2007年9月の医道審議会医師分科会医師臨床研修部会で公表された厚生労働科学研究班の「平成18年度臨床研修に関する調査」報告書[58]によると，研修医の研修体制に対する満足度では，一般病院よりも大学病院のほうが低いという結果でした．大学病院の研修医は，「待遇,処遇が悪い」「雑用が多い」などの点を改善すべき点としてあげていました．「待遇,処遇」の中には，医師賠償責任保険の加入について病院負担で加入しているなども含まれています．ちなみに2004年の年収で一般の研修病院は422万円に対して，大学病院は318万円で100万円以上の差がありました．

◆研修医の選択は合理的である

　新制度になり大学病院での研修は指導医たちの踏ん張りで，臨床能力をつけるという点では大幅に改善され，一般の研修病院との差を解消したものの，処遇面では，やはり差を埋めることは出来ていないのが現状

です．研修医にとって研修のアウトカムが同じならば，処遇・待遇が良いほうを選ぶというのは，合理的な選択行動です．

　また，新医師臨床研修制度の開始と同時に，教授を頂点とする医療の研究・臨床・教育・人事を含めたピラミッド構造の医局制度に対して北海道や東北の大学医局とその医師派遣に頼る医療機関との不明朗な経済的関係に端に発して批判が起こりました．これは，それ以前から問題が指摘されてきたもので，すでに東海大学などでは「医局制度」を廃止する動きがありました．医局に所属することで医師のキャリアの安定基盤が確保されていたものが，すでに崩れ去っていたことを若い医師たちは認識していきました．こうした動きの中で，新医師臨床研修制度によって，これからは「臨床能力」がないと医師として生き残っていけないことをメッセージとして受け取る医学生や研修医が増えたことが考えられます．これに関連して大学医局に残るインセンティブのひとつであった「博士号や大学の肩書」は臨床医としては必要がないという認識も広がっていることもあげることができるでしょう．

臨床能力を磨くインセンティブをもった研修医たち

◆ ER セミナー参加者の分析結果

　毎年夏に沖縄で研修医向けに「ERセミナー」を開催し，毎回120～150名の参加者が全国から集まります．2005年7月に開催された「ERセミナー」に参加した初期・後期臨床研修医46名を対象に，臨床研修病院の選択に関する選好度（喜んで選ぶかという指標）という一般の消費財やサービスの選好度の検討に汎用されているコンジョイント分析を行いました（前田，2006)[59]．その結果，研修病院を選ぶ際に重要な要素として，「指導医」が26％と最も重要な属性となり，次いで「勤務施設形態」23％,「ベッドサイド・ティーチング」18％,「海外提携」12％,「カンファレンス・勉強会」9％,「勤務時間」8％,「給与」2％,「地域」1％という結果で，よい指導医と研修プログラムが重要であり，待遇・処遇の重要度はそれほど大きくはないという結果でした．

V章　医療崩壊を防ぐ医師教育

表 5-1　属性間の重視度と各カテゴリーの効用値

属性	カテゴリー	効用値	レンジ	重要度
指導医	有名な指導医がいる 有名な指導医がいない	2.0118 −2.0118	4.0236	26.33%
海外提携	海外とのプログラム提携がある 海外とのプログラム提携はない	0.9230 −0.9230	1.8460	12.08%
カンファレンス・勉強会	8回以上/月 4回/月 3回以下/月	0.6059 0.1711 −0.7770	1.3829	9.05%
ベッドサイド・ティーチング	毎日 2回/週 1回/週	1.3977 −0.0938 −1.3039	2.7015	17.68%
給与	月給35万円 月給50万円	−0.1740 0.1740	0.3481	2.28%
勤務時間	60時間/週 80時間/週 100時間/週	0.3488 0.4500 −0.7987	1.2487	8.17%
地域	政令指定都市 地方都市(人口20〜30万人くらい)	−0.0928 0.0928	0.1856	1.21%
勤務施設形態	大学付属病院 その他病院	−1.7728 1.7728	3.5456	23.20%

◆**研修医が重視するカテゴリー**

　選好度を示す効用値が高かったのは「有名な指導医がいる」「海外とのプログラム提携がある」「カンファレンス・勉強会は8回以上/月」「ベッドサイド・ティーチングは毎日」「月給は50万」「勤務時間80時間/週」「地方都市」「大学以外の病院」という項目でした．これらを組み合わせた特性をもった研修病院が，今回の調査対象の研修医にとって理想の研修病院といえます．これらすべてのカテゴリー要件を満たさないにしてもこれに近い研修病院が，現在人気の高い施設になっていると思われます（市村, 2004）[60]．また，研修病院として全国的に有名だった舞鶴市民病院において，「有名な指導医」（たち）の去就により研修医もほぼ全員異動したという事例（Med Wave, 2004）[61]があります．本調査結果がその事例の要因を証左しているものと推察されます．

◆研修医は月給よりベッドサイドティーチングを選ぶ

　ここで使われたコンジョイント分析の特色のひとつは，異なる属性のカテゴリー同士で対象者の選好度を直接比較できることです．「月給50万円」の研修病院よりも，「月給35万円」であってもベッドサイド・ティーチングが「毎日」実施されている研修病院のほうが，他の条件が同じであれば圧倒的に好まれる結果となっています．また，仮にベッドサイド・ティーチングが「毎日」の病院であれば，勤務時間が「勤務時間60時間/週」から「勤務時間80時間/週」になっても許容されると考えられます．「海外とのプログラム提携がある」は，カンファレンス・勉強会が「8回以上/月」よりも選好度が高い結果となっており，研修医にとっては魅力ある対策となるでしょう．さらに経営投資的な視点から考察を加えると，仮に臨床研修医を10人抱える研修病院が，改善のために研修医の「月給35万円」を「月給50万円」に引き上げる案があったとすると，そのための人件費の投資が月額150万円（15万円x10人）必要となりますが，一方，同じ月額150万円の費用で①「有名な指導医」を採用する案，あるいは②「有名な指導医」にすべく指導医スタッフの育成に投下する案，または③毎日のベッドサイド・ティーチングが行えるように，指導医スタッフの専従化のための医師の補充へ投下する案のほうが，研修医の選好度を大きく改善できることを本調査結果は示唆しているのです．

　研修病院にとって改善を考えた場合，「勤務施設形態」と「地域」の2つの属性は変えることはできません．この2つの属性以外の「指導医」「ベッドサイド・ティーチング」「海外提携」「カンファレンス・勉強会」という可変的な属性に対して，「教育」より「研究」を重視してきた医学界で，長い年月をかけ工夫と投資をして臨床研修体制を構築してきた研修施設は，長野県佐久市，沖縄県うるま市，千葉県鴨川市，京都府舞鶴市などがあり，「地理的な条件」ハンディを克服できることを示しています（小泉，他，2003）[62]，（松村，2002）[63]，（夏川，2004）[64]．

臨床研修と「医療の質」の関係

　2007年には，同様に「ERセミナー」の参加者を対象に，研修医たちが

V章　医療崩壊を防ぐ医師教育

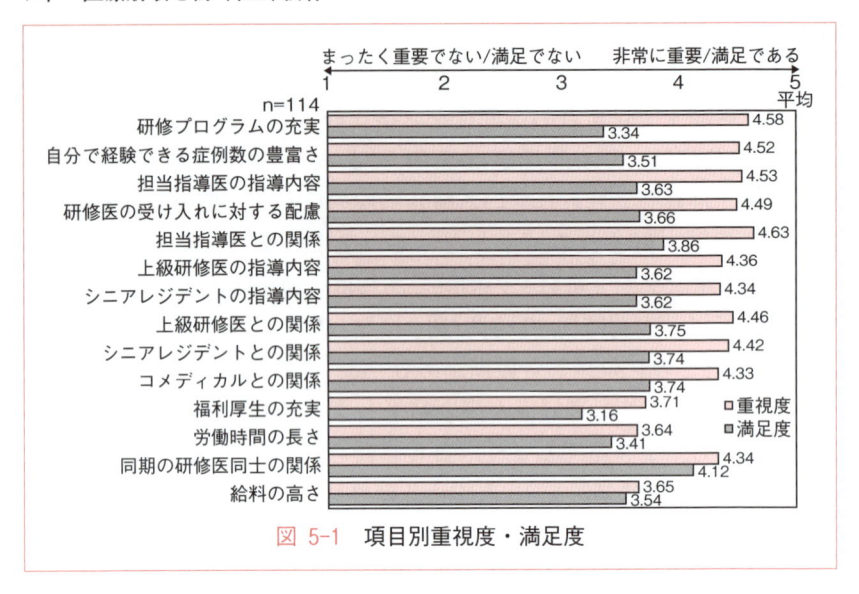

図 5-1　項目別重視度・満足度

自身の研修についてどのような点を重視し，またどのようなことに満足しているのかについて分析し，研修医からみた新医師臨床研修制度のあり方，研修病院が研修医にとって魅力的な研修の場を提供するための方略について検討しました（前田他，投稿中）[65]．

◆**重視度と満足度**

　主な質問項目は給料の高さ，福利厚生の充実，研修プログラムの充実，担当指導医の指導内容，などの14項目に対する5段階の重視度と満足度．そして臨床研修に関する総合満足度（11段階評価），臨床研修医から見た研修病院の医療サービスの質（11段階評価）としました．その結果をみると，研修医が重視しているものは「担当指導医との関係（4.63）」「研修プログラムの充実（4.58）」「担当指導医の指導内容（4.53）」「自分で経験できる症例数の豊富さ（4.52）」の項目が上位に挙げられていました．そして研修医が満足しているものは「同期の研修医同士の関係（4.12）」「担当指導医との関係（3.86）」「上級研修医との関係（3.75）」「シニアレジデントとの関係（3.74）」「コメディカルとの関係（3.74）」の項目が上位に挙げられていました．一方，重視度と比較して満足度と

のギャップが大きい項目は,「研修プログラムの充実」「自分で経験できる症例数の豊富さ」「担当指導医の指導内容」「研修医の受け入れに対する配慮」の項目で,このあたりに研修改善の課題がありました.

さらに,「研修医が総合的に見て自身の研修にどれだけ満足しているか」という総合満足度に項目別満足度の14項目がどのような影響を与えているのかについて検討したところ「研修施設の医療サービスの質（0.50）」「職場の人間関係や受け入れ態勢（0.25）」「研修内容（0.20）」「指導医・上級研修医（0.13）」「シニアレジデント（0.11）」「給料・福利厚生（0.04）」であり,上位3因子（「医療サービスの質」「職場の人間関係や受け入れ態勢」「研修内容」）が有意差（$p<0.05$）を認められる結果でした.

◆**最も影響する因子**

「研修施設の医療サービスの質」がもっとも研修医満足度に影響する因子として抽出されましたが,研修医たちが各科をローテーションしていく中で,優れた臨床医・指導医・コメディカルと巡り会えたり,彼らによって患者に提供される診断・治療法などが臨床教育の場にもしっかりと反映されていた点で評価されているものと考えられます.すなわち,「有能で教育・指導力のある医師・コメディカル・スタッフを揃えている」「研修医たちによりグローバルスタンダードで診療科間での議論にたえ,標準的な診断や治療の方法が院内で普及している」「研修医が各科ローテーションをしてどの診療科に所属しても混乱や当惑がなくて,研修に取り組めるように整理,徹底されている」ことが要件と考えられます.

◆**組織全体で研修体制の再構築を**

一方,厚生労働省公開ヒアリングで初期臨床研修の問題点として「研修プログラムの確立や評価体制の不備」「各科研修期間の短さによる習熟度の低さ」「自身の診療と研修医の指導の両方を一身に背負う指導医の疲弊」などが挙げられていました（医道審議会医師分科会医師臨床研修部会,2007）[66].われわれの調査結果と合わせると,指導医など特定の立場の人や部署などに責任を負わせ,彼らの努力に頼るといった部分的

な取り組みではなく，研修施設全体で日常業務と研修業務が適切に統合されることが研修病院に問われているものと考えられます．これらの統合は組織全体の意思決定があって初めて実現できるものであり，医師を含めたスタッフの役割の分担や研修業務の優先順位づけといった具体的な調整を院内で構築し直すマネジメント力のある研修病院が，結果として高い「医療の質」を提供できる要件を備えていくものと考えられます．

昔からの諺に「最も良質な医療を受けたいと思うなら，教育熱心な医師（医療施設）にかかること」と言われていますが，われわれの調査結果はこの諺と符合していると言えるでしょう．

研修医の募集定員調整では医師偏在の対策にはならない

◆研修制度見直し案の疑問点

2007年12月の医道審議会の医師臨床研修部会で「医師臨床研修制度に係る報告書」が報告されました[67]．その報告書の中に，新制度によって医師の地域偏在が進んでいるとする全国医学部長会議からの指摘によって研修医の"売り手市場"となっている現状を見直すため募集定員の総数を調整し，「地域ごとのバランスが図られるよう配慮する必要がある」と記載さています．調整の方法として，人口10万人に対する医師数が全国平均を上回る地域は募集定員を減らし，新規の募集を留保することなどを挙げています．臨床研修病院間の「研修の質」に関するばらつきが指摘されていることから，臨床研修病院の施設基準を厳しくしていくことで，募集定員の総数を調整していくことはぜひ，進めるべきだと思います．

しかし，地域バランスについては疑問があります．これは，全国医学部長会議からの要望書がもとになっていると思われますが，地方の大学病院に研修医を再配分することを期待していることが考えられます．かりに募集定員を調整しても，残念ながら地方の大学病院を研修医が今まで以上に研修先として選ぶことはほぼ期待できないでしょう．

吉村博邦氏ら大学教授10数名による共著『崩壊する医師養成制度』（吉村，他，2007）[68]では，「実際の診療，教育にかかわる，いわゆる雑用はし

かたのないことです．いわゆる雑用の多くが新人の役割になりますが，次々に新人が入れば交代になるわけです．ずっと雑用ばかり何十年もやることはないです．つまり，新しい研修制度の問題は，今回制度発足以来，新人の多くが大学に入らなくなってしまったこと，大学のこのマンパワーの循環の源が絶たれてしまったことが最大の問題なのです」と述べられています．研修医は，ピラミッド構造の底辺を支える雑用を担う労働力であるという本音が，変わることなく脈々と流れていることが明示されています．

◆臨床研修機関に求められる「臨床研修4か条」(Tips)

　この4か条の実践が，若い医師達を引き付けることを実証したタイムリーな事例を紹介します．千葉県内で存亡の危機に立たされていた千葉県立東金病院の平井愛山氏らは，新医師臨床研修制度の導入によって大学から派遣されていた医師たちはもう派遣されなくなることを，新制度導入のかなり前から見抜き，医師確保は医師教育を充実させるしかないという決断を下しました．その決断に沿って臨床研修の種をまき，育てて，地域住民をも巻き込んだ取組みを10年かけて継続させたことにより，若い医師が少しずつ集まってきていると報告しています（平山，他，2008)[69]．その内科医師育成機能整備の実践の軌跡は，以下の通りです．

　1998年：20年ぶりに病理解剖（専門医の教育認定施設になるために）
　2002年：日本内科学会教育関連病院認定取得（内科認定医の取得可）
　2003年：千葉県立病院群方式の臨床体制，協力型臨床研修病院の認定
　2004年：新医師臨床研修制度スーパーローテート受け入れ
　2006年：日本内分泌学会教育病院認定取得（内分泌代謝内科専門医の

> Tips　臨床研修4か条
> 　大学をはじめとする臨床研修機関に求められるのは，①研修医にとって魅力的な学びの場（研修プログラム，各部署，職種が研修にかかわり受け入れる体制があること）を提供すること，②研修医を含めたスタッフの労働環境を整備すること，③研修責任者，指導医など研修に携わる医師達の処遇，組織の中でのポジションを上げること，④病院で提供する医療の質改善を継続的に図ることなどです．これを仮に「臨床研修4か条」と呼びましょう．

取得可)
2007年：日本家庭医療学会後期研修プログラム認定取得

(文献[69]p111 より)

◆研修医に期待をもたせる地域病院の活動

こういった研修機能の基盤を整備する以外に，若い医師たちが「ここで学びたい」という素材が作り出されていました．それは，平山愛山氏らの取組んできた「わかしおネットワーク」という糖尿病を対象にした病院，開業医，調剤薬局，訪問看護ステーションを結んだ地域循環型の医療連携システムの構築です．この連携システムは，地域内での電子カルテ・ネットワークというハードの連携以上に，顔の見える連携，診療技術・治療情報の移転を目的にした勉強会やカンファレンスが大きな鍵をにぎるものです．2005年には，厚労省の「地域医療情報連携推進モデル事業」に選ばれ，全国から視察に訪れてきているそうです．2000年に経済産業省のモデル事業としてITを活用した同じようなネットワークモデル事業が全国で26採択されました．モデル事業終了後は，そのほとんどが機能停止しています．平井愛山氏の言葉を借りれば，成功の要因は「所詮ITは道具，基本はヒューマンネットワークだ．結局は人と人，病院と診療所そして保険薬局がどうつながるかだ」(平山，他，2008)[69]という基本思想にあります．

地域医療連携を学びたいという若手医師にとって，このような顔の見えるヒューマンネットワークは大変魅力的です．

同様に，現在，夕張医療センターで活躍されている村上智彦氏が，北海道旧瀬棚町で取り組んできた保健，医療，福祉，教育を連携させる「予防・地域包括ケア」もユニークなアプローチが魅力的で若い医師が集まってきていました．肺炎球菌ワクチン接種をはじめインフルエンザワクチン接種や禁煙治療薬も公費補助導入し，高齢者医療費を抑制する試みでした．

◆東金病院の試み

この東金病院のケースには，さらに2つの重要なメッセージが含まれています．一つは，自分たちの地域に医師を引き付けるには，住民も医

療の現状を知り，その打開のためには，医師が学び，成長できる場を提供することに協力すること．もうひとつは，医局派遣に頼ってきた自治体病院を管理する地方自治体担当者たちは，大学医局に派遣陳情したり，奨学金制度をはじめるかわりに，大学や地域での研修病院が臨床研修4か条を整備する10年単位の長期プランを支援することです．

　本来大学は，医学生時代から研修医と関係をつくれるアドバンテージをもっています．同じ研修環境を提供できるなら，大学病院のほうがリクルート上絶対に有利です．ところが現状は，そのアドバンテージがむしろ反対に働いているのでしょう．医学生時代のポリクリ研修のときに大学病院の中で，「雑用」に使われている研修医たちをみます．マッチングのための病院見学で東金病院の平井愛山氏らのような取組みをしている臨床研修病院と比較した若い医師たちの心はどちらに動くでしょうか．大学病院と一般研修病院「45対55」であるという結果を受け止める必要があると思います．

道しるべ 新医師臨床研修制度前後で産科，小児科の志望者に変化はない

　医療崩壊の危機の先端である産科，小児科領域で，臨床研修後にこれら診療科を志望する医師が減少しており，それは，新医師臨床研修制度の各科ローテーションによって，各科の厳しさを目の当たりにしたからだという論調があります．

　平成18年度の初期研修終了者の小児科，産婦人科のそれぞれの志望医師割合は，全体の7.6%，4.3%で新制度導入前の平成14年時点での20代医師の診療科割合は，それぞれ6.8%，4.2%でした（平成18年度「臨床研修に関する調査」報告書）[58]．これらの結果から新医師臨床研修制度前後では，産科，小児科を志望する医師割合は変わっていないといえます．もともと少子化が進む中で2つの診療科は需要の減少が見込まれていました．10年以上前から産科需要の減少を見込んだ産婦人科の医師たちは，「更年期障害」などを診る婦人科へシフトするトレンドがありました．また，バブル経済頃から小児，産婦人科，外科などはいわゆる「3K」（きつい，きたない，きけん）診療科として敬遠されだしていました．このようにベースとして産科，小児科は，需要減少トレンドがあることが現在の議論から抜け落ちています．小児科で医師不足が起きているのは，当直を伴う勤務医であり，小児科の開業医が不足しているという話は聞いたことがありません．この2つの診療科の医師不足の問題は，「3K」と言われる診療科の勤務医たちに対する労働環境，処遇をどれだけ改善してきたのかという病院マネジメント側の問題でもあるのです．ある小児科医が過酷な勤務状況と病院の経営方針の板挟みとなり，自らの命を絶った労災認定を巡る行政裁判で，遺族側勝訴の判決が2007年3月に確定しました（小児科医師中原利郎先生の過労死認定を支援する

会)[113]．背景には不採算な小児科を切捨てる経営効率化のしわ寄せをそこで働く医師，看護師に負わせてきた病院マネジメント側の問題が一切議論されていません．現在，2つの診療科を継続させる見通しがたっている病院は，医師数をある程度確保し，当直ローテーションが組みやすくなっているところです．「医師が確保できないから問題なんだ」という声がきこえてきそうですが，今ある程度医師を確保している病院が「なぜ医師を確保できているのか」考えてみる必要があると思います．

ただ，病院マネジメント側がなかなか手を打てないのは，完全統制経済の医療制度の典型である出来高払いの診療報酬体系や，労働環境の整備をやってこなかった厚労省サイドの「不作為」が根底にあることを忘れてはなりません．2006年，2008年の診療報酬改定から，小児，産科医療に手厚くしていると言っていますが，この改定から病院のマネジメント側を突き動かすほどのことはいまだに起こっていません．

人間は，なにか良くないことが起こると「誰か他者のせい」にしがちであり，たまたまのタイミングでそこに居合わせた「新医師臨床研修制度」をスケープ・ゴートにしようということだと思います．医療界の混迷の本質は「医療の質」向上に対する社会的なニーズとの衝突であり，その解決策であるはずの「教育と研修」による「医療の質」向上が槍玉にあがる事態が，混迷の深さと方向性を見失っていることを物語っていると言えます．

第VI章
患者からの苦情・クレームの実際

提言　苦情・クレームは貴重なフィードバック

　人の恐怖は90%の想像と10%の現実から成り立っているといわれています（吉野, 2008）[70]．医療訴訟や医療者が逮捕される事案が報道されるとどうしても，医療者が紛争に対する恐怖心を抱きやすい状況です．メディアが流す「クレーマー」「モンスター・ペイシャント」「モンスター・ハズバンド」「わがまま患者」という上滑りな言葉によって医療者側の認知をゆがめられてはなりません．その認知のゆがみによって，患者との関係改善において医療者自らが困難な状況に落ち込んでしまっている事実があるのです．枯渇しつつある希少な医療資源，医療者のエネルギー，時間を無駄に使わないために，先入観をもち何かにとらわれていないか，固執していないか内省するための一呼吸が必要です．多くの苦情・クレームは患者からの「改善してほしい」「不満な気持ちを理解してほしい」など「医療の質」を改善させる貴重なフィードバックであることが多いことを真実として受け止める必要があることを強く主張したいと思います．臨床医学は，細菌の発見をはじめエビデンスが迷信を打ち破ってきた歴史を重ねてきました．この医療紛争に関する本書で提示したエビデンスによれば，医療者は，患者との関係を敵対させることなく，解決と相互理解への道筋に向かって歩みだせるものと確信しています．

リスクマネジメントの基本を押さえる

　これより具体的な苦情・クレームへの対応について述べますが，その前に一般的なリスクマネジメントのアプローチを押さえておきたいと思います．

◆**リスクマネジメントのプロセス**
　まず，リスクマネジメントのプロセスは，図6-1 に示すとおり4つから構成されます．まず，①どのような重要なリスクがあるかを確認し，②そのリスクはどの程度発生しうるか，そのリスクによってはどのような損失（経済的，精神的）が生じうるか，③リスクに対してどのような手段を選択し，その対策を実施するのか，④実施した手段によって，リスクを押さえることができたのか，あるいは発生したリスクによる損失を最小にすることができたのか．最終的にリスクに対して過不足なく対応しているかという視点からリスク対策の手段を見直します．これは，おなじみのP・D・C・Aのサイクル（Plan：目標の設定，Do：取り組み・修正，Check：評価，Action：行動）と概念的には全く同じものです．

◆**具体的な手法**
　次に，リスクマネジメントの具体的な手法には，大きく3つのアプローチがあります（図6-2）（ハリントン，他，2005）[71]．ひとつがロス・コントロール（リスク・コントロールとも呼ばれる）であり，「リスキーな活動水準の引き下げ」と「より慎重な行動」があります．前者には，損失の発生の頻度を抑えるという予防的な意味と，損失の軽減という2つの意味があります．例えば，医療現場で考えると，重症で高いリスクの患者の診療を制限するとか，極端な場合ですが，リスクの高い診療科を中止することもあり得ます．できるだけ専門医のコンサルテーションを受けるように紹介状を出すのは，頻度減少にもつながりますし，損失軽減にもなり得ます．しかし，これら活動水準の引き下げが極端に行き過ぎてしまうと「防衛医療」ということになってしまいます．
　「より慎重な行動」の例として，運送会社の運転手に対しての安全教育，

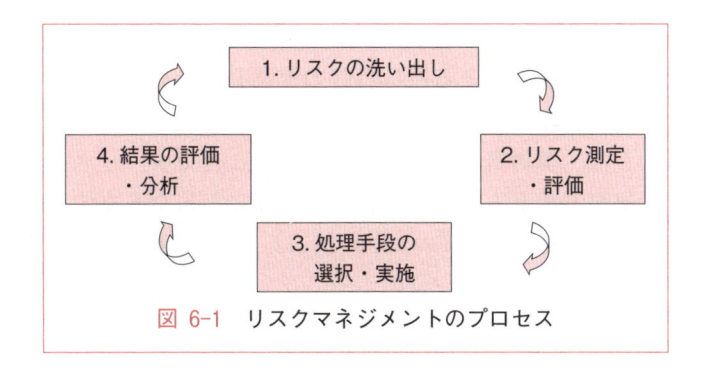

図 6-1　リスクマネジメントのプロセス

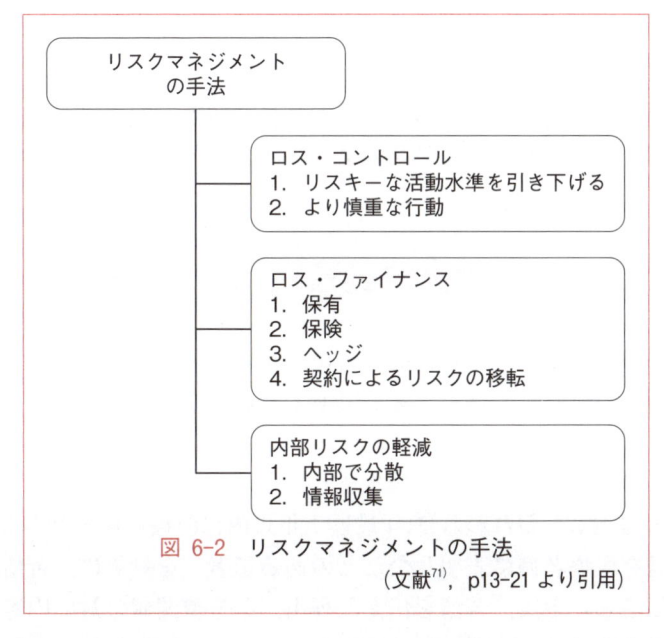

図 6-2　リスクマネジメントの手法
（文献[71], p13-21 より引用）

1日の運転時間の制限といった交通事故を減らすための対策があります．医療安全の教育や医師や看護師の労働環境を整えることがこれに該当します．

　2つ目のリスクマネジメントの手法として，ロス・ファイナンスがあります．最もなじみがあるのは，「保険」をかけることです．医療紛争リスクに対する医師賠償責任保険がこれにあたります．「保有」とは，リスクに備えて積み立てをしておくことを指します．「ヘッジ」は，医療現場

では馴染みがあまりないかもしれませんが，海外から原材料を調達している会社が，為替変動による原材料費の変動をある一定内に抑えるために，決裁通貨の予約をすることを「ヘッジ」といいます．「契約によるリスク移転」とは，契約書に免責事項をいれることです．リスクが発生したときに，契約の相手方に損失を移転させることになります．

3つ目の内部リスクの軽減の「分散」には，事業の多角化を図ることなどがあります．株式の分散投資のポートフォーリオ・アプローチもこれにあたります．「情報収集」は，リスクの発生や頻度についてのより正確で詳細な調査をし，データを購入し，場合によってはコンサルティングを受けて，将来のリスクをより正確に予測することを目指すものです．現在医療安全で取り組まれているインシデント・レポートシステムがこれに該当しますし，本書で提唱している日常診療での患者不満を測定するための「メディカルコンフリクト・リスク・アセスメント」もこれに含まれます．

苦情・クレームの実態調査結果

患者不満から発生する日常的な苦情・クレームが，最悪の場合には医療紛争にまで発展していく「芽」であるとことが，多くのエビデンスで実証されてきました．では，これから，医療施設で日常遭遇する苦情・クレームの実態についてみていきましょう．

2007年4月に，われわれは，「最近1年以内に医療機関を受診し，何らかの不満を医療者側に表明したことのある患者」を対象に，苦情内容，苦情を伝達した手段，苦情を伝えた理由，医療機関側の対応内容，対応に対する患者側の満足度についてインターネット調査を実施しました（前田，他，2007）[72]．その結果，なんらの不満を医療機関側に伝えたことのある412名（20〜79歳：平均38.5歳）から回答を得ることができました（図6-3）．

◆主な不満の内容

不満内容の主なものは，「医療者の態度や振る舞い」49％，「待ち時間」48％が最も多く，次いで「言葉づかい」30％，「診療時間や面会時間など

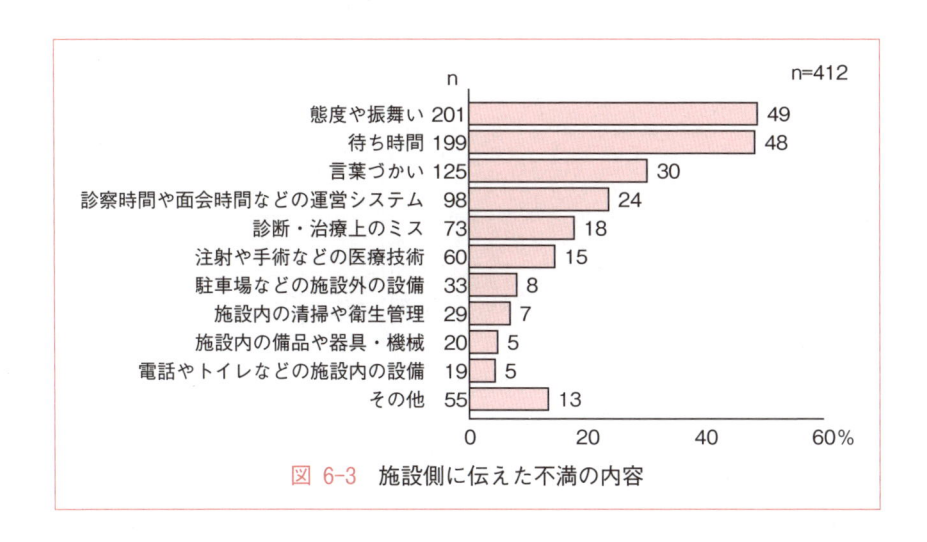

	n		n=412
態度や振舞い	201		49
待ち時間	199		48
言葉づかい	125		30
診察時間や面会時間などの運営システム	98		24
診断・治療上のミス	73		18
注射や手術などの医療技術	60		15
駐車場などの施設外の設備	33		8
施設内の清掃や衛生管理	29		7
施設内の備品や器具・機械	20		5
電話やトイレなどの施設内の設備	19		5
その他	55		13

図 6-3 施設側に伝えた不満の内容

の運営システム」24％でした．「診断・治療上のミス」18％,「注射や手術などの医療技術」15％であり，医療紛争の争点と同様に態度・振舞い・言葉づかいのような「感情的な側面」と診断・治療・技術技能のような「医学的な側面」の2つの要素から構成されていました．ここでのポイントは，態度・振舞い・言葉づかいなどのほうが圧倒的に発生頻度は高く，これらは，組織トップを含めた研修教育などの事前の介入により医療者側の意識を高め，行動を変えることで，かなり予防できることが分かります．

次に，そもそも患者側は，どのような意図（まったく当てはまらない0点～非常に当てはまる10点の11ポイントスケール）をもって医療機関側に不満を表明したかをみると，「不満な点を改善してほしい」（9.0点），「とにかく不満な気持ちを理解してほしい」（8.0点），「心を込めた真摯な対応をしてほしい」（8.0点）が上位でした．「謝罪をしてほしい」（5.0点），「補償を求めたい」（2.4点）は，非常に低いスコアで，ともすると医療者側が患者からの苦情・クレームというと構えがちになるようなハードな要求意図をもつものは少ないことがわかります．

日本でも「I'm Sorry」運動が起こりつつありますが，その有効性を示唆する調査結果です．

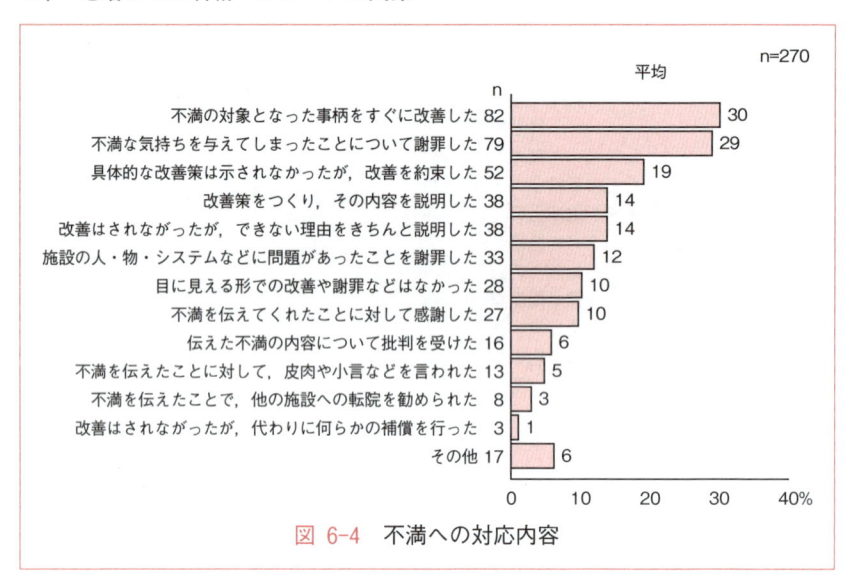

Ⅵ章　患者からの苦情・クレームの実際

```
                                                            n=270
                                              平均
                                          n
    不満の対象となった事柄をすぐに改善した  82        30
    不満な気持ちを与えてしまったことについて謝罪した 79     29
    具体的な改善策は示されなかったが，改善を約束した 52   19
          改善策をつくり，その内容を説明した 38       14
       改善はされながったが，できない理由をきちんと説明した 38  14
    施設の人・物・システムなどに問題があったことを謝罪した 33  12
         目に見える形での改善や謝罪などはなかった 28       10
          不満を伝えてくれたことに対して感謝した 27       10
           伝えた不満の内容について批判を受けた 16        6
       不満を伝えたことに対して，皮肉や小言などを言われた 13    5
       不満を伝えたことで，他の施設への転院を勧められた  8     3
       改善はされながったが，代わりに何らかの補償を行った  3     1
                                その他 17        6
                               0    10   20   30   40%
```

図 6-4　不満への対応内容

◆医療機関側の対応

　医療機関側の対応の内容（図 6-4）は，「不満の対象になった事がらをすぐに改善した」30％，「不満な気持ちを与えてしまったことについて謝罪した」29％，「具体的な改善策は示さなかったが，改善を約束した」19％，「改善策をつくり，その内容を説明した」14％，「改善はされなかったが，できない理由をきちんと説明した」14％でした．なかには「伝えた不満内容について批判を受けた」6％，「不満を伝えたことに対して，皮肉や小言などを言われた」5％，「不満を伝えたことで，他の施設への転院を勧められた」3％なども見られました．これら医療機関側の対応への満足度（非常に不満 0 点〜非常に満足 10 点の 11 ポイントスケール）は平均 4.8 点と低い評価でした．この調査結果から，現状の医療機関の対応は，患者側の意図を十分に満たす対応にはなっていないことがわかります．

　さらに，施設側の苦情対応への満足度を独立変数として，継続受診意向，知人・友人への紹介意向（ともに 11 段階評価）との相関をみると（表 6-1），相関係数がそれぞれ 0.66，0.65，決定係数が 0.44，0.42 となり，正の相関が認められました（P＜0.05）．現時点での医療機関側の対応に

表 6-1　知人・友への紹介意向と継続受診意向との相関

	知人・友人への紹介意向	継続受診意向
11ポイント・スケール	絶対に紹介したくない：0点〜ぜひ紹介したい：10点	絶対に受診したくない：0点〜必ず受診したい：10点
平均値	3.6±3.1	4.3±3.2
独立変数	対応の満足度	対応の満足度
決定係数（R^2）＊	0.42	0.44

対して，患者側の満足レベルはやや低いものでした．しかし，患者不満を伝えたことがきっかけで，医療機関側の対応の内容によっては継続受診意向や紹介意向の向上につなげる可能性も示唆されました．

これらのことから苦情・クレーム対応において，医療側の効果的かつ体系的なアプローチ法の確立と普及が必要と思われました．

大クレーム時代の背景：そんなの関係ねぇ

◆日本は別の国になった

「失われた10年」の1998年頃から，失業や自殺など様々な社会変化が各種統計に現れ，「日本が別の国になった」といわれています（弦田，2006）[73]．そのキーワードが「格差社会」です．自分の階層意識を「中」と感じていた人たちが，「下」と感じだし，特に団塊ジュニアの世代で進行していると報告され，この格差が，拡大し，固定化していることが懸念されています．これが「下流化」「下流社会」といわれるものです（三浦，2005）[74]．

小松秀樹氏は，患者側と医療者側の関係がぎくしゃくしたものに変わってきたひとつの要因を，「自分の行為に対しては，100％の完璧を要求しないが，いったん，これが他人の行為となると100％の完璧を要求するという人間に備わった困った性質」を指摘しています．

内田樹氏は，『下流志向』の中で，団塊ジュニア世代以降の子どもや若者たちが，労働しない（ニート化），学習しないことを自ら選んでいる社会現象について，高度消費社会で育った影響から「勉強（労働）のわりに，得るものがあるのか」という等価交換の原則の価値観の現われであ

ると指摘しました（内田，2007）[75]．ヨーロッパの階層社会は，属する階層からの上昇機会が閉ざされていますが，日本のニートはその機会が与えられているにもかかわらず，自己責任論と自己決定権に後押しされ，自らが放棄しているといいます．その著書の中にクレーマーが生まれやすい「言ったもの勝ち」の社会背景について考察があり，以下に引用します．

　　どんな場合でも，「おまえのせいで私はいま不快になっている」という態度をまず採ってみせることが有利に働くことがわかった．（中略）『提供された商品に満足しないことは利益をもたらす』ということが深い確信となって身体化しているのでしょう．（中略）
　　どんなトラブルに遭遇しても，まず「誰の責任か」を問う．いかに自分の責任を最小までに切り詰めて，他人の責任を最大化するかに，全力を傾注する．たとえ自分に責任があっても，それを他人に責任転嫁できれば，それこそ「クレーバーな社会人」であることが常識になってしまっている．（文献[75]より）

◆不快への過剰反応

　つい最近，「不快であることを」を提示されたときに過剰とも思える反応をしてしまう社会状況を端的に示す事例が起こりました．2008年1月8日の毎日新聞によると岩手県奥州市の黒石（こくせき）寺で千年の歴史がある伝統行事「蘇民祭（そみんさい）」の観光ポスターを，奥州市がJR駅構内への掲示の許可を求めたところ，JR東日本から掲示許可が下りなかったというものです．JR東日本の掲示不許可の理由として「セクハラが問題になる中，公共の場でのポスター掲示の基準は厳しくなっている」「単純に裸がダメというわけではないが，胸毛など特に女性が不快に感じる図柄で，見たくないものを見せるのはセクハラ」と判断したというものでした．ポスターは，ひげ面で胸毛の男性のアップに，奥に下帯姿の男性たちを配したものでした．セクシャル・ハラスメントの定義は，他者の意に反する性的言動によって，他者を不快にして肉体的・精神的な苦痛や困惑などを与えることです．本人が意図するとせざるとに関わらず，相手方によって性的な言動であると受け止められ，それに

よって相手方を不快にすると，セクシャル・ハラスメントにあたります．JR東日本側は，利用客の一人にでも「セクハラだ」とクレームをつけられると，非常に弱い立場に追い込まれるのを避けようと判断したのでしょう．奥州市の観光課としては，疲弊している地域経済の中でお祭りを盛り上げ観光客を増やせば，お互いにとってよいはずなのに，クレーム発生のリスク予防を優先させたJR東日本の判断に，水を差された感じだったでしょう．しかし，こと広報効果という観点では，これだけ多くのマスコミに取上げられたので，億単位の広報効果を得ることができたはずです．筆者自身も今回の報道を通じて，蘇民祭のことを初めて知りました．

◆クレーム発生のメカニズム

また，おちまさと氏は，『鉄板病』（おち，2007）[76] の中で，日本人の求める心理としていつでも多数派でいたい，絶対に間違いたくない心理を"鉄板病"と名付け，これがクレーム発生の背景になっていると述べています．鉄板病の人は損をすることに非常に敏感だといいます．

この「損をしたくない」「自分は多数派である」＝「自分は正しい」をキーワードとするクレーム発生のメカニズムについての記述を引用します．

　損をしないための行動であれば，鉄板病の人にとって正しい行動なのです．鉄板病の人は，損をしそうなときは，クレームをつけます．さらに症状が進行してくると，他の誰かがちょっとでも得をしていそうな雰囲気を感じた途端，自分も同じようにしてほしいとゴネ始めるのです．彼らにとって，誰かが得をすることは，間接的に自分が損をしていること，と感じてしまう．

　鉄板病の人は，「常に正しい自分」を求めますから，自分のミスなんて，決して認めたくありません．ですので，そんな人たちがミスをすると，そのミス自体をなかったことにして過去をきれいに忘れてしまうのです．そして，この記憶喪失が次に引き起こす症状が，「自分はそんなミスをした覚えはない！」「あいつのミスに足を引っ張られたんだ！」と強く言い張ることなのです．

多くの人が恫喝，逆切れに慣れていない．鉄板の自分がルール違反をしても「そんなの関係ねえ」と吐き捨てる．

このような社会的規範は，子どもたちや若者たちが自ら作り出したものではありません．社会を動かす世代の行動規範が作り出しているのです．政治家の証人喚問などでの「記憶にはございません」は，いざとなったら，記憶喪失を言い張れば切り抜けられるというメッセージになっているでしょう．繰り返し報道されてきた偽装（耐震強度，食品，株取引）など利益のためなら，見つからなければ，あれでいいのだというメッセージになっていないでしょうか．最近の「空気を読め！（KY）」というものも，「OK？　NO？　どっち？」とキョロキョロ周りの様子をうかがい，多数派にいることを求めています．

このように社会的な変化の中で，クレームは，企業はもとより，医療，教育，公共サービスなど様々な業態へ急速に波及しています（大阪保険医協会編，2007)[77]．

今，学校教育の現場で起きていること

最近，学校現場にイチャモン（無理難題要求）が押し寄せ，学校運営にきわめて深刻な影響がでています．学校現場のイチャモン研究をしている大阪大学大学院の小野田正利氏の『悲鳴をあげる学校』（小野田，2006)[78]から，びっくりするような事例をいくつか引用いたします

Tips　学校現場のイチャモンの例
・「今，おまえたちの学校の門の中に，犬が2, 3匹すり抜けて入ったのを見た．これは中学生たちが給食の残り物を，犬に与えて餌付けしているからにちがいない．最近このあたりで野良犬がふえたのは，おまえの学校のせいだ，給食のせいだ．なんとかしろ！ちゃんと中学生を指導しとるのか」
・「保護者同士の仲が悪いから，子どもたちを別々にクラス編成してほしい」
・（ある園児が麻疹が治って，医者の許可もでて登園しようとして）「ウチの子たちうつったら困るから，休むように園のほうから言ってほしいと，保護者が集団で訴えてきた」
・「こどもの声がうるさい」「音楽の時間は窓をしめろ」「運動会でマイクを使うな」「砂ぼこりが立たないようにしろ」（学校は迷惑施設として）

(Tips).「本当にこんなことが」と思われるものばかりです．

　今の学校現場で教師たちが，このような対応に追われているのかと思うと，シンドさは想像を絶するものだと思います．実際，教師たちへのアンケートによると「保護者対応の難しさ」に対して「大いに難しさを感じる」「少し難しさを感じている」「あまり難しさを感じない」「全く難しさを感じない」の4段階評価のうち，「大いに難しさを感じている」と回答したのは，幼稚園では42％，小学校43％，中学校36％，高校23％となっています．幼稚園と小学校の教師にとって保護者対応がきわめて大きなストレス源になっており，深刻な状況です．学校での苦情やイチャモンもやはり1998年頃から，増加しているようです．

◆学校でのイチャモン急増の理由

　小野田氏は，学校現場でのイチャモンの急増の理由について以下の3点を挙げています．

1）日本の学校は，欧米の多くの学校と異なり，学校内での生活，校外の学校行事や部活動など幅広くかかわり守備範囲が広い．その結果，苦情の受け皿も広いと受け取られ，際限なく無理難題を受けざるを得なかった．神奈川県の高校教師であった水谷修氏は，少年少女の非行や薬物依存症問題に取り組むために，夜間に繁華街をパトロールすることから「夜回り先生」（サンクチュアリ・パブリシング，2004年）とよばれ，一般人がもつ暗黙の教師の守備範囲として「夜回り」に違和感をもった人は少ない．

2）マスコミが，ここ10年あまりに，「いじめ」「不登校」「学級崩壊」「低学力」などの問題を取上げることが増えた．その報道のなかでは個々の背景情報や学校側の努力の経緯が伝えられることはなく，極端なステレオタイプな学校像や教師像が繰り返し報道されたために，一般の人は，クレームのひとつのふたつでもつけて当然という風潮がつくられた．

3）1980年代後半の臨時教育審議会以降の定見のない無節操な教育改革プランの乱発によって，教育現場の教師，こどもたち，そして保護者までも疲弊している．教育界では，「失われた15

年」といわれ，改革を評価し，有効性や問題が議論されることなく，「学校は機能不全に陥っているから，改革が必要だ」というお題目のもとで改革プランの押し売りが続行されている．その良い例が，「ゆとり教育」からの転換です．

◆医療と教育は非常に似ている

このような教育現場をめぐる状況を見ると，医療界のおかれている状況と，非常に酷似しているのに気づきます．医療と教育は，国民の生活を支える公共サービスです．しかも冒頭の国民の「主観的幸福度」の重要な3要素のうちの2つです．それぞれが日本独特のシステムを形成していましたが，本来持っている強みと弱みを仕分けることなく，国民が望む将来の教育，医療のイメージをもたないまま「非効率」という名の下，競争と市場原理の導入による改革を断行しています．その結果，ともに現場での疲弊をきたし，崩壊に向かっています．いままで達成してきた強みさえも自ら，手放そうとしています．2つのシステムが置かれている環境を比較表にしてみました（表6-2）．

なぜ世界水準を放棄するのか？

◆学力以外の評価ができない"ゆとり教育"

医療も教育も，様々な問題を抱えてきましたが，それでも世界的に上位水準であった質が低下してきています（Tips）．

"詰め込み教育"からの"ゆとり教育"は何を手に入れるために導入さ

> **Tips　国際学習到達度調査**
> 教育では，「ゆとり教育」からの転換のきっかけになった要因のひとつに，経済協力開発機構（OECD）の加盟国を中心とする57の国・地域で実施された国際学習到達度調査（略称PISA）が挙げられます．2000年，2003年，2006年と3回行われ，第3回実施結果が2007年12月に公表されました（OECD東京センター）．2006年度結果は「科学的応用力」が前回2位から6位へ，「数学的応用力」が6位から10位へ，「読解力」も14位から15位へランクを下げました．「数学的応用力」は，2000年ではトップでしたが，これに入れ替わるように台湾が1位，香港が3位，韓国が4位と近隣のアジアがトップグループをほぼ独占する状況になったのです．

表 6-2 2つの公共サービスの特性と環境の比較表

	医療	学校教育
暗黙の期待像	赤ひげ 「医は仁術なり」	学校神話 「こどもたちのために 24 時間何がなんでも全力をつくすべき存在」
広い守備範囲	自由標榜，膨大な事務作業 24 時間オンコール	部活動や校外での生活指導（家出，非行少年への対応など）
労働基準法が適応されない環境	宿日直制における当直後の連続勤務	課外の部活動の指導，校外での生活指導
現場を支える力	ボランティア精神	
マスコミ・報道のあり方	ステレオタイプのバッシング姿勢	
制度改革	医療制度改革 医療費抑制策	教育制度改革 公教育の解体論
規制緩和	株式会社の参入容認へ	株式会社の参入容認へ
規制緩和による傷	コムスンの撤退	LEC 大学院大学への指導
中央省庁管理から地方自治体へ	都道府県の医療局	都道府県の教育委員会 （プチ文科省化）
制度改革の副反応	勤務医師の疲弊 介護難民，お産難民，がん難民，リハビリ難民	現場教師の疲弊 学校 5 日制導入時の養護学校の生徒難民*

*1992 年に週 5 日制が導入されたときに，養護学校の生徒に大きな影響がありました．障害児をもつ家庭の就労状況は厳しく，地域における学童保育制度や施設のような受け皿がありませんでした．文部省は導入時に養護学校への経過措置として，アルバイトを用意して土曜日にも養護学校に来られようにしましたが，いつの間にかその措置は打ち切られました．（小野田，2006）[78]

れたのでしょうか．詰め込みをやめ学習量を減らしたわけですので，学力レベルが落ちるのは，ゆとり教育のアウトカムとしてある程度織り込み済みだったはずです．学力レベル以外の"詰め込み教育"では達成できないものが得られるから"ゆとり教育"を導入したはずですが，そのような学力レベル以外への評価はまったく総括されていないところに，ゆとり教育導入のいい加減さがわかります．また，学力低下には"ゆとり教育"以外の家庭環境の要素も当然のことながら影響するはずですが，

そのあたりの評価もなされていません．

◆世界でトップの医療水準も簡単に崩壊する

　同様に医療でも，世界保健機関WHOの2000年のWorld Health Reportによると，日本は健康寿命（健康で自立して生活できる年齢）が第1位で，平等性（年齢や地域間の格差がない指標）が第3位で，健康評価の総合達成度では第1位と報告されています．危機が叫ばれている産科，小児科関連では，乳幼児死亡率が出生千人あたり3.6人でトップであり，アメリカは7.6人でした．また，妊婦死亡率も1960年代の出生10万人あたり88人だったのが，2001年には，7人まで激減しています．この妊婦死亡率も，2000年のUNICEFの世界のデータでは，世界の平均が出生10万人あたり400人，ヨーロッパの平均が24人であり，これも日本が世界で最も低いとされています．国立生育医療センターの周産期診療部産科の久保隆彦氏によると，「①産科医の激減，②看護師内診問題で分娩を止める診療所の激増，③そのために三次施設へ正常分娩が集中し，従来の周産期救急受け入れが破綻，④医療行為もできず，救急搬送も送り出せない助産所分娩の増加などにより，世界最高の我国の周産期医療は簡単に崩壊することが予想される」とし，世界レベルの周産期医療体制の崩壊を防ぐための提言をしています（久保）[80]．

　日本の医療，教育のシステムも，目に見えない要素が複雑にからんで支えられています．その中には現場でのボランティア精神も含まれてきました．このボランティア精神への依存もはや限界ですし，労働環境を含めて改善をする必要があります．しかし，改革の中で，現場でのボランティア精神をしっかり認識し，敬意を払い，現場を支える人を大切にしないと一気に崩壊します．それが，今，現実に起きつつある現象です．

日常の医療現場でのクレーマーは？：医療者が解決困難だった苦情・クレームの事例分析より

◆苦情・クレームの内容

　われわれは，2008年2月に看護師，事務，薬剤師，技師など医師以外の医療者618名に過去最も解決が困難だった苦情・クレームについて事

図 6-5　苦情・クレームの事例調査

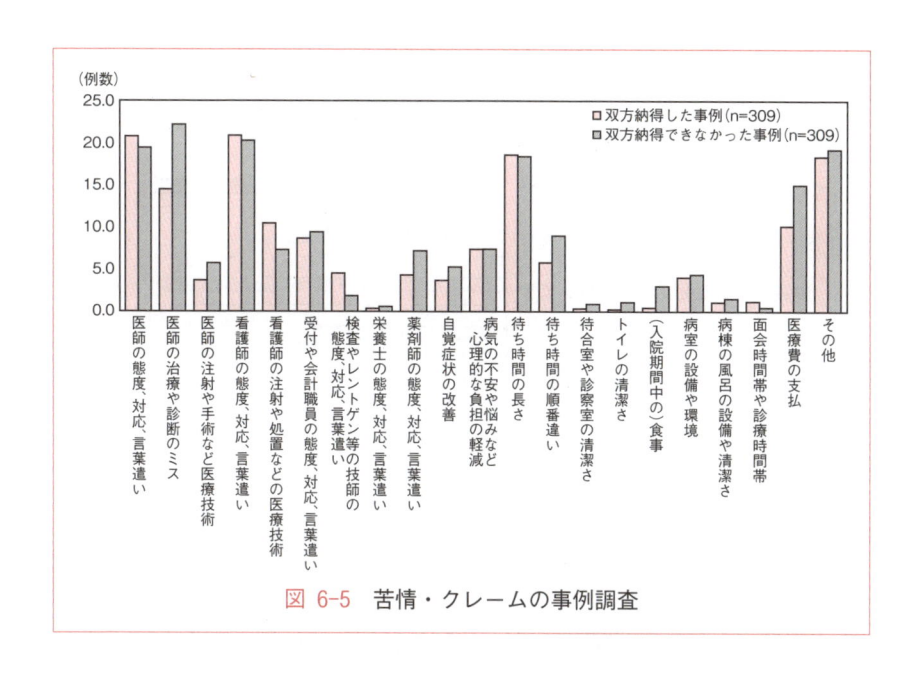

例調査を実施しました．半分は，解決が困難だったが回答医療者からみて双方が納得できる解決がなされた事例，あとの半分が，解決が困難で双方が納得できる解決ができなかった事例を集め分析しました（図6-5）．

2つの困難事例群について，苦情・クレームの原因の多いものに，2つの群ともに「医師の態度，対応，言葉遣い」「看護師の態度，対応，言葉づかい」「待ち時間の長さ」が多い傾向がみられ，双方納得できる解決ができなかった事例に，「医師の治療や診断のミス」「医療費の支払い」がやや多いことが認められました．やはり，医療の中心である医師の治療や診断のミスがあると解決を難しくする可能性を高めることが推察されます．

このような内容の苦情・クレームに対して，医療者がどのように認知したかをみると（図6-6），2つの困難事例群とも「こちら側に非がありもっともな内容」「患者さんの過度の要求，わがまま」が多く，次いで「患者さんの単なる思い違い，勘違い」「こちらに非はないが，もっともな内容」が続いていました．また双方納得できる解決ができなかった事例に，

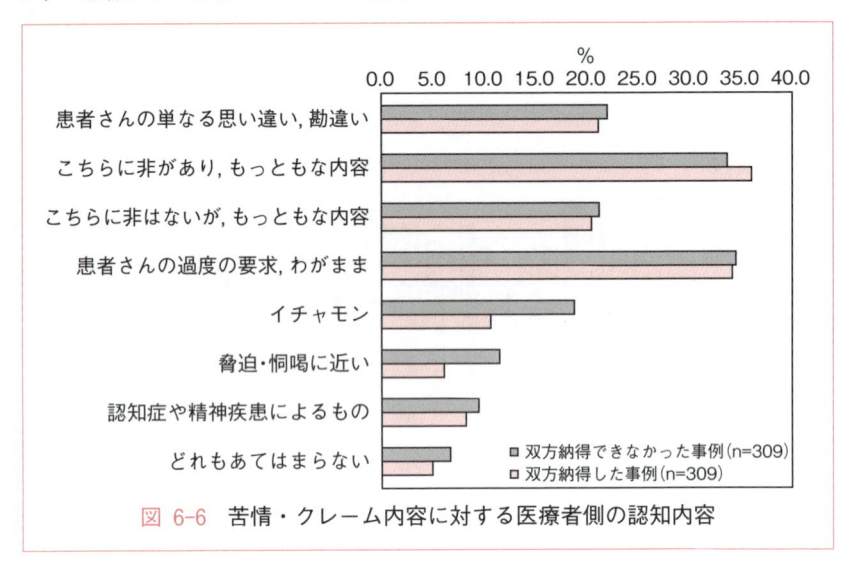

VI章　患者からの苦情・クレームの実際

図 6-6　苦情・クレーム内容に対する医療者側の認知内容

「イチャモン」「脅迫・恫喝に近い」ものがやや多い傾向にありました．

◆「わがまま」「イチャモン」は5%のみ

そこで，われわれは，図6-6の「患者さんの過度の要求，わがまま」「イチャモン」と回答医療者が認知したものを，医療現場での臨床経験の豊富な看護部長やリスクマネジメントの経験者に，それら事例が「過度の要求，わがまま」なのか，「イチャモン」なのかを検討してもらったところ，ほとんどがそうとは言えないものでした（図6-7）．その結果，2つの群ともに「過度の要求，わがまま」「イチャモン」は5%以下の頻度となりました．この5%に残ったものの多くが，医療サービスを受けたのに支払を拒否したり（経済的な困難さがありそうな事例は除外），申請書や保険請求書類の記載内容の要求というお金がらみのことがわかりました．

一般の消費財やサービスでもクレーマーの発生頻度は，お客様相談室に持ち込まれる案件の5%程度といわれていますので，医療現場での臨床経験が豊富な看護部長やリスクマネジメントの経験者が再検討してみた頻度もやはりそれくらいの頻度範囲に収まることがわかりました．

事例1：医療者の説明に聞く耳をもたないモンスター・ペアレント
事例回答職種　看護師
事例背景
　お子さんがインフルエンザで受診．インフルエンザの治療薬（タミフル）を内服するか否か，治療薬のリスクを再三説明したが聞いてないといいはる．
医療者側の対応
　医師が懇切丁寧に説明をして対応したが，100％納得はできないと文句を言いながら帰った．
事例に対する医療側の評価
　こちらの説明を汲み取ろうという気持ちがないのに説明が足らないと主張する．完全に言いがかり．マスコミでタミフルの副作用ばかりが報道され，患者が有効性と比較せず，副作用にばかり過剰に反応する．はっきり言って，精神病としか思えない人だった（モンスターペアレンツ）．どのように対応しても文句を言ってくるので，対策は何も思い浮かばない．

われわれが事例分析から出した事例評価
- 「こちらの説明を汲み取ろうという気持ちがないのに説明が足らないと主張する」➡そもそも患者側は，医療者側の気持ちを汲み取ろうなどという気持ちはない（患者に期待してはいけないことを期待してしまっている）
- 「有効性と比較せず，副作用ばかり過剰に反応すること」➡患者側は副作用を気にするのは当たり前（効果があるのも当たり前）
- 患者側の反応としては，ある意味で標準的なもので想定内である

この事例からの教訓
- 患者とはこういうものだという医療者の教育が必要
- 患者は医療者の前で頑張っている．頑張っていること＝強いわけではない（実は，強い不安，心配を抱えての反応かもしれない）
- その患者とのかかわりによって「あなたの許容範囲が広げられたね」という認識をもつ．そうすることで自分がカリカリする必要はなくなる．

事例2：担当看護師の交代を要求するわがまま患者

回答職種　看護師

事例背景

　乳癌の末期で肝転移あり閉塞性黄疸が著明．ポート穿刺＝（針を患者の体に刺すこと）を若い看護師にはやらせたくないという患者の不安があり，1年目の看護師を自分の担当にさせるなという要望がでた．3年目の看護師が対応したが，それでも若すぎるとさらに激怒．調子にのってありもしない嘘（看護師の悪口）を師長に言いふらしていた．

医療者側の対応

　経験年数の多い看護師を担当にするようにした．経験年数のある看護師に対しては，普通の態度で接しているようだった．

事例に対する医療側の評価

　すぐに経験年数のある看護師が対応しなかったという不満だが，患者のわがまま，言いがかりに，否定したり反抗することはできない．結局言うがままにするしかない点に困難さを感じた．このような頑固なわがままな患者に対しては言うがままにするしかないのが現状なのでしかたない．

われわれが事例分析から出した事例評価

　看護師が受け持ちを決めるものと思い込んでいる．

この事例からの教訓

- 患者に担当を決めてもらうこと，担当が替わることはみんなにとってもいいことを看護師は理解する．
- プライマリーナース制の運用面の誤解と患者側への間違った説明を見直す．

　「担当」というと主治医のようなイメージを患者はもってしまうので，窓口/書類整理係ぐらいとして捉えるのがよい．
　「入院から退院までのことをスムーズに行うために私○○がお手伝いさせていただきます．私たちには勤務体制がありますので，毎日はお目にかかれませんが，よろしくお願いいたします．」

- 看護師の経験によって，患者の損得がでないような体制（システム）をつくる．患者から要望が出されたら，すぐに変更するような体制を作る．
    例）新人＋主任がつく．患者への説明は「新人の場合は，私が担当します．どちらに言っていただいてもかまいません」お得感を暗に訴える．

事例3：怒鳴り声をあげる怒りっぽい患者

回答職種　看護師

事例背景

　泌尿器科系の癌で入院治療中．看護師が60代の患者さんに対して，子ども扱いのような言葉づかいをしている，バカにされたと患者さんから怒鳴り続けられた．

医療者側の対応

　当事者の看護師と師長が謝った．不満そうであったが，一応許してくれた．

事例に対する医療側の評価

　もともと怒りっぽく，理屈っぽい患者さんであったので，怒りが収まるまで怒鳴り声に近い声をあげていたこと．

われわれが事例分析から出した事例評価
- 60代の高齢の患者は理解力がないだろうという思い込みがある．
- 理解力のない患者には子ども扱いが必要であるという思い込みがある．

この事例からの教訓
- 怒鳴る患者さんだったからこそ「子ども扱いすることが不快にさせる」ということを気づかされたという認識をもつ．
- こども，高齢者，認知症の患者ほど「子ども扱い」ではなく，「大人扱い」をすること．「大人の扱い」が患者の大人としての振舞いを引き出すことになる．➡小児でもどの患者にでも変わらない「大人扱い」をするのが要諦．

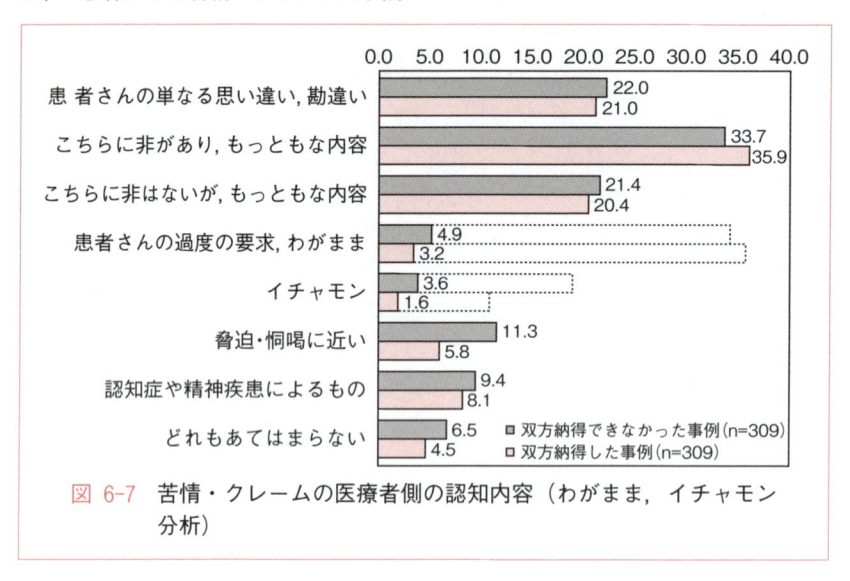

Ⅵ章　患者からの苦情・クレームの実際

図 6-7　苦情・クレームの医療者側の認知内容（わがまま，イチャモン分析）

- 患者さんの単なる思い違い，勘違い：22.0 / 21.0
- こちらに非があり，もっともな内容：33.7 / 35.9
- こちらに非はないが，もっともな内容：21.4 / 20.4
- 患者さんの過度の要求，わがまま：4.9 / 3.2
- イチャモン：3.6 / 1.6
- 脅迫・恫喝に近い：11.3 / 5.8
- 認知症や精神疾患によるもの：9.4 / 8.1
- どれもあてはまらない：6.5 / 4.5

■ 双方納得できなかった事例(n=309)
□ 双方納得した事例(n=309)

解決困難な事例と医療者の「色眼鏡」

　それでは，なぜ医療者が「患者さんの過度の要求，わがまま」や「イチャモン」と捉えてしまうのでしょうか．双方納得できる解決のできなかった事例から具体例をみてみましょう．

　〈事例1〉から見えてくるのは，医療者側が，患者側を「（過度な要求，わがままを言う）モンスターペアレンツ」という色眼鏡をもってしまっているということです．そのため，想定内の患者の行動範囲が，手に余る困難事例となったケースです．

　〈事例2〉のように病棟や外来の担当者の変更を要求された事例は他にもいくつかみられました．このケースのように経験の差以外に，患者の看護師に無視された，意地悪をされているという訴えからも担当変更の要求につながっていました．このような要求があった場合，看護師不足によってぎりぎりで回っているなかのやりくりですので，医療者側の院内事情を超えた「患者の過度のわがまま」と感じてしまうのは理解できます．ただ，このケースを分析していく中で，わかったことは，「担当変更は，看護師の自分の価値を下げる」という考えに捉われていることが

多いということです．担当制のコントロールは看護師達で決めてはいますが，起こりうる患者側の要求に対しての対応策が想定されておらず，しかも要求に従うことは自分達の価値を下げるという感情的な面と結びつき，患者側の要求は「過度のわがまま」になってしまっている事例でした．

〈事例3〉は，もともと怒りっぽく，理屈っぽい患者さんはものわかりが悪いという患者側の問題に焦点があたっていて，看護師としての患者対応の向上の視点が生まれてこないケースでした．このように患者側に問題がある＝自分達には問題がない＝変わる必要がないという思考が固定される危険性があります．人との関わりを変えるときの要諦は，相手ではなく，自分が変わったほうがうまくいくことが多い，と言われています．

双方納得できる解決ができなかった事例は，よく落とし穴にはまっている

上記の3つの事例から，院内の事情やルール，医療職の考え方，患者側に問題を見出すこと，の落とし穴にはまり込んで，医療者自らが問題を解決困難なものとしてしまうことが見えてきます．

実際に「患者の過大な要求，わがまま」だったという医療者が認識した事例を医療者がなぜそう認識したかという視点から事例を分類すると（図6-8），双方が納得できた事例と双方が納得できなかった事例ともに「院内事情・ルール」「待ち時間・順番待ち」が多く，次いで「医療制度上できないことを要求」「〔現実的に期待できる〕医療レベル以上のことを要求」が続いていました．注目すべき点は，「患者側の問題なのになぜ苦情・クレームか」「こちら側に過失がないのにクレームか」というものが，双方納得できた事例よりも双方納得できなかった事例に多いことです．上述の事例分析から導かれた医療者側の視点が，他に問題や責任を見出すと解決が困難になってしまう可能性があるということです．

ここで誤解のないように申し上げたいのは，医療者側がおかしい，過失を認めよということではなく，問題がこじれ解決が困難になりそうなときは，自分達が院内の事情やルール，医療職の考え方，患者側に問題

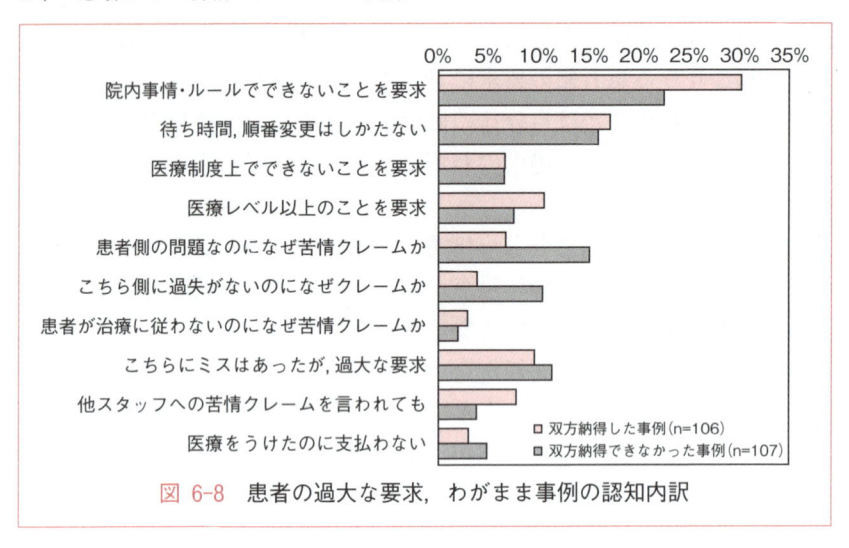

図 6-8　患者の過大な要求，わがまま事例の認知内訳

があるという考えにとらわれているかもしれないということを頭の片隅に入れておくということです．

納得できる解決ができた事例とできなかった事例の対応の違い

次に，双方納得できる解決ができた事例と解決できなかった事例から対応の何が違っていたのかをみてみましょう（図 6-9）．前者のほうが「丁寧な説明」「謝罪」「要望を受け入れた」「傾聴」「組織全体での対応」「担当者を変更」が多いことがわかります．「丁寧な説明」をするときに一方的に説明することはまず考えられません．同時に患者側の苦情・クレームについて傾聴もしていると考えるのが自然です．

患者側の話を聞くことで，自分達の考え方にとらわれているかもしれないということに気づくこともあるでしょう．いずれにしても聴き，話すことでお互いの立場，事情，思いなどが見えてくる可能性が高まります．その結果，「要望を受け入れ」「謝罪」「担当者の変更」などケースに応じた柔軟な対応により双方納得できる解決へ向かうという道筋がみえます．もちろん，双方解決できなかた事例でも，「丁寧な説明」「謝罪」

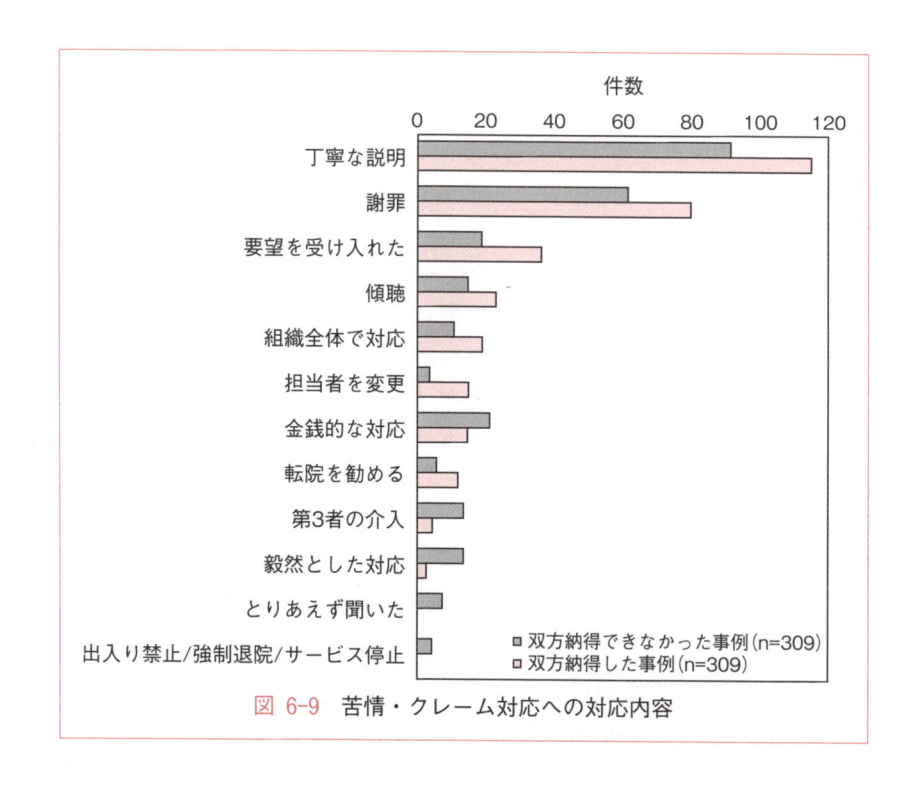

図 6-9 苦情・クレーム対応への対応内容

をしていますので，解決に向かうかどうかはそれほど単純ではないのでしょう．しかし，双方解決できなかった事例は，頻度は少ないものの「第3者の介入」「毅然とした対応」「とりあえず聞いた」「出入り禁止/強制退院/サービス停止」という対応が双方納得できた事例よりも多く，医療者側が患者側と対話を通じて向き合う姿勢が少なかった印象を受けました．

医療安全領域での導入が議論されている医療メディエーションでも，患者と向き合い，聴き，話すという3つが重要な要素でした．上述の苦情・クレーム対応のプロセスもまさに同じものであるといえます．違いは，紛争が大きくなり訴訟の手前までいくような事例か，そうでない軽度の事案かの違いです．

福井総合病院での医療メディエーションの実践事例は，日常診療においてメディエーションスキルを専任マネジャーだけではなく広く医師や看護師が使いながら，まだ両者の行き違いが小さい段階で解決を図って

いくというものです．

クレーマーと通常の苦情・クレームの差は「極薄の壁」

　一般の消費財・サービス業での苦情・クレーム対応において，「イチャモン」「過大な要求」のクレーマー事例とそうでない事例を分けるのは極薄の壁だといわれています．事例を判断する人で評価が分かれるということです（吉野，2008）[70]．医療者が解決困難だった事例でも，回答してもらった事例を臨床経験の豊富な看護部長やリスクマネジメントの経験者が見てみると，「患者の過度の要求，わがまま」「イチャモン」のほとんどが，そうではないと分類しています．回答してもらった医療者の事例が「患者の過度の要求，わがまま」「イチャモン」ではないと否定したいのではありません．メッセージは，医療者の個々が現場で苦情・クレームに遭遇したときに，もしかしたら自分達のその苦情・クレームへの判断が極薄の壁のどちら側にころんでもよいところに立っているということです．そのために，現場で対応するときに視点をたくさんもてるように，上司や同僚と相談，話し合うことも苦情・クレームに対応する大切なプロセスです．さらに組織によっては，苦情・クレームを扱う委員会や部署をもっているところがあるかもしれません．そのような部署が，事例に遭遇した担当者にさまざまな視点を提供することが，解決に柔軟性を与え困難化させない可能性を高めるでしょう．双方納得できる解決ができた事例のほうが「組織全体で対応」しているケースが多かったのも事実です．

苦情・クレームへ対応する担当者へのケア

◆困難事例で感じるストレスの内容

　苦情・クレームの困難事例を回答してもらった医療者618名に，苦情・クレーム対応に対して，「日常業務と比べて，どの程度ストレスを感じるか」について回答してもらいました（図6-10）．その結果，「日常業務と比べて，非常にストレスを感じる＋5」49％，「日常業務と比べて，スト

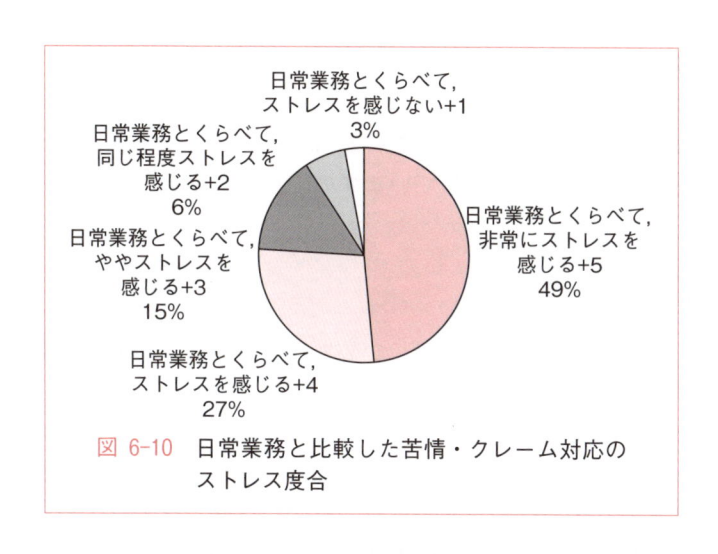

図 6-10 日常業務と比較した苦情・クレーム対応のストレス度合

- 日常業務とくらべて，非常にストレスを感じる+5　49%
- 日常業務とくらべて，ストレスを感じる+4　27%
- 日常業務とくらべて，ややストレスを感じる+3　15%
- 日常業務とくらべて，同じ程度ストレスを感じる+2　6%
- 日常業務とくらべて，ストレスを感じない+1　3%

レスを感じる+4」27%とあわせると4分の3以上が強いストレスを感じているのがわかりました．一般消費財やサービス業におけるお客様相談室で専門に対応する人たちでも，勤務している企業の商品やサービス内容，その提供体制についての苦情を受けると，担当者の人格が否定されるような感情をもつと報告されています．担当者がそのような感情をもってしまうことを自覚し，苦情・クレームに対応することと自分の人格とは別であると思えるようになるにはある程度の経験が必要であるといいます（吉野，2008）[70]．特に医療者は，患者さんのために仕事しています．医療職は，多かれ少なかれ自己犠牲的なマインド，ボランティア的なマインドを他業種の人たちよりも持っています．特に近年の人手不足，医療費抑制策による厳しい経営環境の中で，日々患者さんのために踏ん張って仕事をしています．だからこそ患者さんからの苦情・クレームを受けると一般消費財やサービス業に携わっている人以上に，自分たちが否定されたような感覚を持ちやすい背景があると思います．われわれが困難事例を分析していく中で，事例回答の行間に医療者の否定されたような感情，さらに自分達のがんばりが伝わらないもどかしさ，苛立ちを感じることができました．

　数年前に牛丼屋の店長が頻繁にクレームをつけた顧客を殺害してしまった事案，保護者からの執拗なクレームで自殺に追い込まれる校長・

教頭などの事案など，苦情・クレームは，組織で意図しなくても，それを受けた担当者を孤立させ，心理的に追い込まれた状態にしてしまう可能性を秘めています．また，本当に悪意をもったクレーマーは，担当者個人を追い込むことを意図していますので，その対応については後述します．

◆ストレスマネジメント

前節で述べた「組織での対応」が必要なもうひとつの側面としてこのような医療者のストレスマネジメントがあります．

それでは，担当者へのケアとしてどのようなことが「組織での対応」で必要なのでしょうか．医療安全の中では，担当者のメンタルケアとしてカウンセリングを行うことが推奨されています．

しかし，神奈川県立大学保健学部の准教授の加納佳代子氏の「苦情に対する看護職の実態とそのサポートに関する研究」によれば，「ささいなことでも，周囲に支えられているという実感がもてるような関わりをお互いがするという配慮をするだけで一定の効果がある」と報告しています．具体的には，①ねぎらいの言葉をかけられること，ただ話を聴いてくれることなどの心理的なサポート，②自分が対応した事案が結局どんな結果になったか，どうすればよかったかの助言や指導のフィードバック，③同僚や上司による対応や対処でした（加納，2007）[82]．このようなスタッフ間の苦情・クレーム対応における身近な関わりによって自分が組織で守られている実感をもつことで，その結果として職員がカウンセリングが必要なまでに追い込まれることが少なくなるのではないかと感じました．

困難事例からの学びの可能性

◆何が看護師をサポートしたか

この困難事例の最後に，事例の発生に対して，「なにか予防策はあったか」との問いに，双方納得できる解決事例と双方納得でできなかった事例ともに3分の2は，予防策があると答えていました（図6-11）．この回答結果をみて，光を見るような思いでした．それは，困難事例の中に，

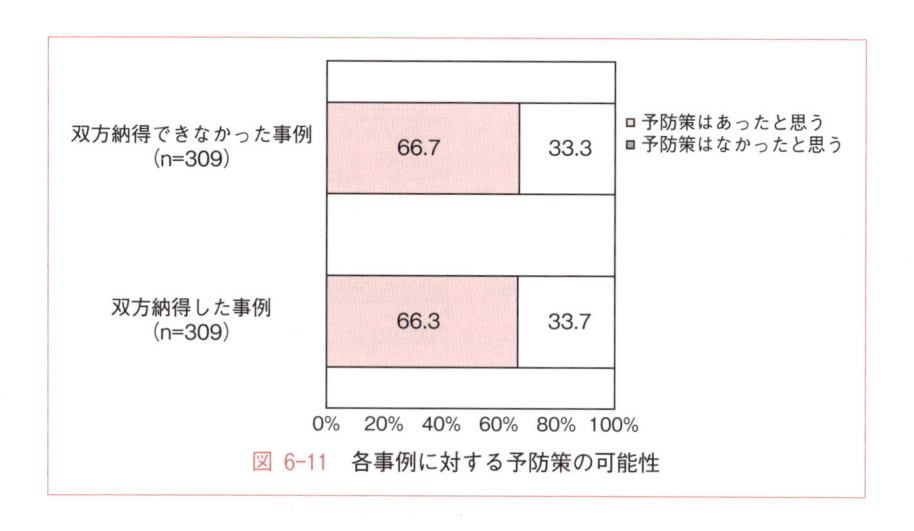

	予防策はあったと思う	予防策はなかったと思う
双方納得できなかった事例 (n=309)	66.7	33.3
双方納得した事例 (n=309)	66.3	33.7

図 6-11　各事例に対する予防策の可能性

医療者が自ら解決できる方法をすでに手にしており，あとは，それを組織として，広くは医療機関同士が連帯して医療の質改善のためのシステム対応にもっていけば良いことがわかったからです．

また，先の加納佳代子氏の研究の中で，苦情対応を通じて看護師が満足できた事例の理由として，①組織的なサポートがあったこと，②看護師の評価の視点の変化を報告しています（加納，2007）[82]．

①，②それぞれに関して具体的な看護師のコメントを引用させてもらいます（加納，2008）[83]

> 考えてみると，患者・家族から苦情を受けて，そこでスタッフに"サポートしてもらった"と実感できたとき，"仲間がいる""ここは自分の職場"と感じる機会になっていたように思います．（中略）苦情を受けたことを，スタッフは仲間だということを認識できるよい機会にすることが，離職防止につながるのではないでしょうか

> 苦情を通して，"自分の感情よりも相手の気持ちに思いをよせられるようになることが，看護師としての成長なんだ！"と抽象的であった"看護師としての成長"と"苦情"とうまくつながっていなかった

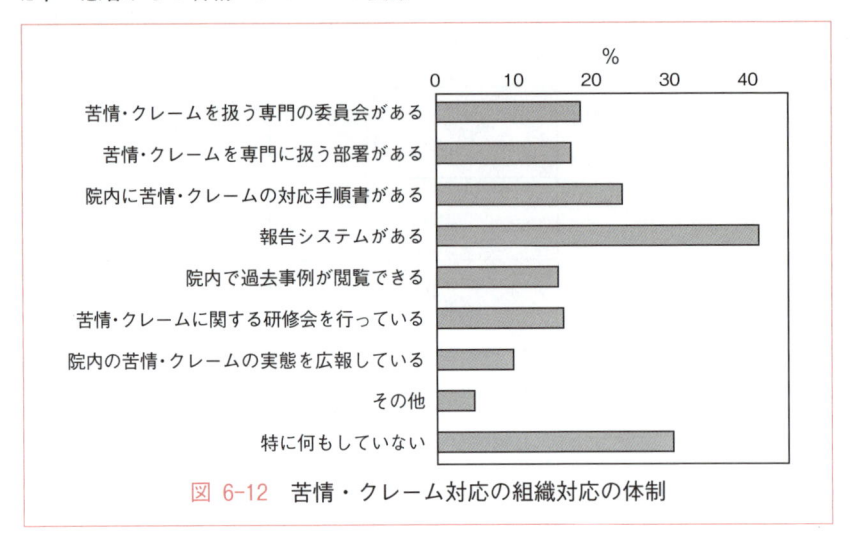

Ⅵ章　患者からの苦情・クレームの実際

図 6-12　苦情・クレーム対応の組織対応の体制

ものが自分の中でつながって，すっきりしました

◆早期の予防策のチャンス

　苦情・クレームをきっかけに担当者への組織的なサポートによって組織に対する認識を変えることができ，また担当者が医療者として成長できるチャンスをつかめる可能性を秘めているのです．

　しかし，苦情・クレーム対応についての組織体制はまだ不十分なのが現状です（図6-12）．困難事例の回答者の苦情・クレーム対応の組織体制についての設問（複数回答）に，「特に何もしていない」が約3割で，「苦情・クレームを扱う専門の委員会がある」「苦情・クレームを専門に扱う部署がある」はともに2割弱に留まっています．

　「報告システムがある」が4割程度ありますが，「院内で過去事例が閲覧できる」が2割以下になっていることから，組織として過去事例が分析され，組織内で共有していく改善サイクルが回る体制までは整っていないことを示しているものと考えられます．医療法では年間の医療安全に関する研修が義務付けられていますが，「苦情・クレームに関する研修会を行っている」はまだまだ限定的です．

　また，「院内の苦情・クレームの実態を広報している」ということも2

割弱です．井上正幸氏の「患者の声への対応と組織能力」によると，苦情・クレーム（患者の声）への対応として病院内での掲示内容，方法が組織能力，経営姿勢の程度を反映していると報告しています（井上，2004）[81]．困難事例の調査結果は組織のトップの苦情・クレーム対応へのリーダーシップがまず求められることを示唆していると思います．

現在，全国の医療施設では医療安全に関する組織体制の基盤はかなり整っていますので，その仕組みはそのまま活用できます．扱う範囲を「ヒヤリハット」事例からさらに「日常診療に近いところの苦情・クレーム事例」まで広げていけばよいのです．考え方として，リスクマネジメントにおける"より早期の予防対策"というものになるでしょう．

特殊クレーマーへの対応の方法

◆苦情とクレームの違い

クレーマーの見分け方はクレーム担当を専門にやられている方でも大変難しいといいます．百貨店のお客様相談室で1,300件以上の苦情処理を経験した苦情・クレーム処理のプロ，関根眞一氏は，苦情とクレームを次のように定義して分けています．「苦情」とは，金品を要求しない訴えのこと．かたや「クレーム」とは，結果として金品を要求するか，いちゃもんをつけて相手が困るのを愉しむための訴えとしています．この見極めは，大変難しく，そのコツは，「基本は，相手の話を誠意を持って聞くことだ．感情を抑え，素直に聞く．メモを正確にとる．真っ当なお客様からの苦情を，クレーマーの訴えるクレームと勘違いしては，絶対にいけない．また苦情への対応は平等にするべきで，大声を出す人や怖そうな人を特別扱いするといった行為に走ってはいけない」と指摘しています（関根，2006）[84]．

◆対応の基本的考え方

金品要求のない苦情は，「苦情は企業にとって改善の宝」であり，「100％お客様の言うことが正しい」という前提に立ち，店の運営を改善するとしています（バーロウ，他，2004）[85]．

また，大阪府保険医協会でまとめた「医療機関まさかのトラブル対策」

で，警察退職後に長年流通業界でクレーム対応してきた援川聡氏も，「まずは，心がけているのは，先入観で判断しない」ことを挙げています（大阪保険医協会編，2007）[77]．外見や言動からの先入観で「このタイプの人間だから悪意があるに違いないとか，面倒くさいことになるに決まっているといった先入観は，誠実な対応とは逆の方向に行ってしまう危険性が大きいからです」（援川，2004）[86]．具体的には，大声で怒鳴ってクレームをつけているからといって，それを悪質クレームと軽率に判断することがないように警句しています（深澤，2007）[87]．不満の感情のある程度の発露として，そういうことも個人のコミュニケーションのパターンとしてはあり得るというスタンスをとれば，多くの場合，感情の発露が終われば，次第に落ち着いてお互いの話ができるようになります．

初期対応での不誠実な態度が，すんなり解決する事例でさえも，こじらせてしまうといいます．そのためにも，初期対応者が誤解することがないように，ベテランの人も加わって，複数の目や耳で事実を認識するような組織対応を薦めています（深澤，2007）[87]．

医療現場での苦情・クレーム対応事例でも，医療者の思い込みや色眼鏡が解決困難にしているデータを提示して，先入観をもつことの危険性を述べました．やはり，共通して言えることは，「傾聴」の重要性です．

◆「クレーマー」「モンスター」の予断が危険

特殊クレームの割合は，全体の数％です．ほとんどが「改善してほしい」「この不満な気持ちをわかってほしい」という気持ちからの訴えであり，これを「クレーマー」「モンスター」などという予断が，解決の道から遠ざけることをしっかりと認識する必要性があります．

従来のマスメディアは医療側を糾弾する報道姿勢が主でしたが，最近では患者の暴言や暴力，クレーマー，モンスターペアレンツ，低いモラルの患者などの実態を報道することが増えてきました．これは，医療現場を多くの国民に知ってもらう意味でよい方向です．しかし，マスコミ報道の内容が普及することで医療者側も，「クレーマー」「モンスター」というステレオタイプな刷り込みが行われないように，気をつけなければなりません．最近，ある医療者向けのサイトで竹中郁夫氏が，産科における「モンスター・ハズバンド」という新聞報道について書いたブロ

グが多くの医療者に閲読されており，医療者での関心の高さがうかがえました（竹中，2008）[88]．いくつかの「モンスター・ハズバンド」事例として紹介されている中で，腹痛の女性が来院し，「原因は婦人科系とは違う」と産科医師が説明しても，夫は「そんなはずはない．そんなこともわからないのか」と激怒したという事例がでています．結局虫垂炎だったというケースでした．竹中氏は，「このケースで，ある意味でクレーマーによって精査した結果が，大きな事故を防ぐことができたという"ケガの功名"という面はあるかもしれません．」と述べています．

　初期臨床研修では，救急外来が2年間のローテーションでの重要な診療科です．当直する研修医向けのベストセラーには，女性の腹痛患者の鑑別として，急性虫垂炎のような外科領域の疾患か，卵巣嚢腫の茎捻転のような婦人科疾患か，子宮外妊娠のような産科疾患か，泌尿器系の尿路結石・膀胱炎かという鑑別が基本問題として出ています（寺澤，2007）[89]．前述の札幌の事例がどのような状況で，どのような検査をし，どのような説明（産科以外の鑑別の可能性，その時点で診断がつかないことにどう患者は対処したらよいかのアドバイス）をしたのか，背景情報が定かではありませんが，この事例を複数の医療者で見返してみると，新聞記事でいう「モンスター・ハズバンド」「クレーマー」と一言で片付けられない異なる見解がでてくる可能性があります．

特殊クレームの見分け方

　前出のクレーム対応のプロの方々が繰り返し述べているのは，大多数の苦情・クレームは「大切な宝」であることを前提に対応していき，そのためには誠意をもってクレーム内容をじっくり，聞くこと，質問や弁明などのお店側の言い分は，顧客の感情が落ち着いてからというスタンスです．

◆特殊クレームの類型基準

　援川氏はクレーマーの見分け方として，①正当なクレーム（大多数），②言いがかりクレーム（返品詐欺も含む），③根拠のある困難クレーム（クレーム自体は正当であるが，通常の対応や謝罪では納得しない）とがあ

表 6-3 特殊クレームの特徴

① 大声で暴言を吐く（大声で威嚇する）
② 攻撃的で一方的（相手を侮辱する言葉を吐く）
③ 揚げ足，言葉尻を捉える（こちらが言ってないことも言ったという）
④ 即答を要求する（終始，回答を求めて接触を図り，仕事に手がつかないようにする）
⑤ 身元を明らかにしない（住所はいわず，携帯や名前だけいい，電話しても留守録になる）
⑥ 上位志向（他の数々の部署に総攻撃）
⑦ 粘着的・病的性格者（長時間，誇大妄想など）

（文献 86, p154 より）

り，②，③を判別するためにも，まずは，「言い分を十分に傾聴して，事実の実態を正確に把握すること」「顧客の目的，こちら側に何をしてほしいかを把握すること」を挙げています．その上で，多くの経験から特殊クレームの特徴を表6-3のように整理しています（援川，2004）[86]．

さらに，弁護士の深澤直之氏も特殊クレームの類型基準として24個のチェック項目をリスト化してチェックシートに該当するケースをイエローカード，レッドカードケースとして特殊クレームを"見える化"し，担当者が孤立するのを防ぎ組織内で共有をはかり，組織対応を促すように推奨しています（深澤，2007）[87]．チェック項目は，援川氏の提唱する特殊クレームの特徴7項目以外に，「誠意を示せ，社会的・道義的な責任をとれ」「マスコミ，役所に言うぞ，インターネットへ掲示する」「高額な精神的慰謝料」などが主な内容です．

◆**根拠のあるクレームへの標準的な対応も必要**

医療の特徴として，医療行為はある意味で傷害行為であり，また人間のやっていることなので，未習熟，ミスなどが起こってくると，根拠のある困難クレーム（クレーム自体は正当であるが，通常の対応や謝罪では納得しない）を生みやすく，対応の難しさの根本がこのあたりにあります．またどこまでが妥当な要求かという判断もしにくいのです．今後，医療界全体で連帯して，根拠のあるクレームの場合に，標準的な対応法（補償内容も含む）について情報共有して，「このような場合は，各医療機関での対応範囲は，このようになっています」というような業界

表 6-4 特殊クレーム対応に関する書籍

著者	書名	出版社	発刊年
援川　聡	クレーム処理のプロが教える断る技術	幻冬舎	2004
深澤直之	悪魔の呪文「誠意を示せ！」	東京法令出版	2007
大阪保険医協会（編）	医療機関　まさかのトラブル対策	プリメド社	2007
関根眞一	苦情学	恒文社	2006
清水孝彰：	誠意を見せろ！	クリエイツかもがわ	2004
吉野　秀	お客さま！そういう理屈は通りません	KKベストセラーズ	2008
平　博	そこまでやるか！のクレーム・トラブル対応	かんき出版	2005
山本貴広	クレーム対応の極意	同文舘出版	2006
工藤アリサ	クレーム対応の超技術	こう書房	2005
宮本照夫	ヤクザが恐喝りにやってきた	朝日新聞社	2004
川田茂雄	社長をだせ！	宝島社	2003

ルールを法曹，患者側，保険会社などを交えて設定することも必要ではないかと考えています．

　特殊クレーム対応に関する書籍は，すでに多く出版されています（表6-4）．それらの書籍から対応のノウハウが学べますので，詳しくは，これらの書籍がお勧めです．なお，暴力団や反社会勢力からの不当要求の対応については，警察から対応ポイントとして，以下が示されています．特殊クレームに対する対応も基本的にはこの対応方法をとるようです（大阪保険医協会編，2007）[77]．

- 相手の確認と要件の確認
- 対応場所の選定（相手の指定する場所には行かない）
- 対応は相手より多い人数で，対応時間はあらかじめ伝える
- 詫び状や念書は書かない（後日，金品要求の材料になる）
- 即答や約束はしない
- 最初からトップは対応しない
- 対応内容の記録化
- 機を失せず警察に通報（最寄の警察，暴力追放推進センターなど）

医療現場での患者の暴言と暴力

　医療における暴力問題は,「暴力をどう解釈するか」という捉えられ方はありましたが, どのような暴力が, どの頻度で発生し, どのように対応すべきであるかはあまり議論されることはありませんでした（包括的暴力防止プログラム認定委員会, 2005）[90].

　ところが, 医療崩壊をメディアが取りあげるようになって以降, 2007年頃から患者の暴言・暴力を取上げる記事を散見するようになりました. 2008年6月1日付けの中日新聞では, 愛知県内の147病院のうち106病院（72％）が過去2年間で患者からの暴言・暴力があったと報道しています. そして, 6割の病院では過去3年間で増加傾向にあるといいます. 調査対象病院の医師31％, 看護師の60％が過去2年間で患者からの暴力を受けていました.

　さらに2008年6月7日付の読売新聞では, 東京都病院協会に加盟する210病院のうち, 2006年度に患者や家族からの身体的な暴力を受けたのは, 133病院（63％）と伝えています. 前述の愛知県の調査結果と合わせると, 全国の病院の6～7割が, 患者やその家族から暴言や暴力を受けているにまで広がっているという実態です. さらに東京都病院協会の調査は, 暴力や暴言が原因となって, 医師や看護師, 病院職員らが辞めたのは64病院（30％）あり, 退職者数は273人だったと伝えています. 本来, 病院は治療する場であり, 暴力を容認する場ではありません. 患者さんにとって医療現場が安心と安全な治療の場であるのは当然ですが, そこで働く医療従事者にとっても安全な環境が確保されるべきです. 現在の医療現場は, 人員不足による過酷な勤務状況, 訴訟リスクに加え, 患者さんや家族からの暴力が加われば, そこに働く人が定着したくても逃げだしてしまう状況です.

マネジメントとしての暴力対策プログラム

◆身体的暴力と精神的暴力

　日本看護協会の『保健医療福祉施設における暴力対策指針』（2006年）

によると，暴力とは，以下の2つをさし，いわゆる院内の暴力・暴言は，保健医療における暴力対策では，包括されて扱われています（高橋）[91]．

1）身体的暴力：他の人や集団に対して身体的な力を使って身体的，性的，精神的な危害を及ぼすものといい，例えば，殴る，蹴る，叩く，突く，撃つ，押す，噛む，つねるなど
2）精神的暴力：言葉の暴力（個人の尊厳や価値を言葉によっておとしめたり，敬意の欠如を示す行為），いじめ，セクシャル・ハラスメント，その他いやがらせ

注目すべきは，これら院内の身体暴力の多くは，患者さんやその家族によるものですが，言葉の暴力やいじめは，院内のスタッフによるものもかなりあることが報告されています（高橋）[91]．したがって，院内暴力への対応は，そこで働く職員の安全と尊厳を保障すること，患者さんにとっても安全なケアを受けることを目的になされることが組織の経営層の責務なのです．

世界の動きとして，1999年に国際看護協会（International Council of Nurses：ICN）が，『職場における暴力防止ガイドラン』を作成し，各国の看護協会に暴力に対する対策を積極的におこなうように強く勧告しました．

ICNの基本的な見解は，質の高いケアを提供するためには，看護職員に安全な労働環境と敬意ある対応が約束されなければならないこと，看護職が暴力，虐待の最もハイリスクなカテゴリーの一つにあり，最も注意深く対策がとられるべきであること，について広く一般の人にも理解してもらうことにあります．2006年に改定版が出され，2008年10月にはICNが第1回のカンファレンスをアムステルダムで開催し，より広く「職場の暴力の問題」を議論し，普及させようと動いています．

◆施設内の暴力に対する対応指針があるのは1割
暴力を受けた看護職は，自分のケアが悪かったのではないかと自分を責めてしまう傾向が強く，上司や同僚に話しても「あなたが気をつけないから」といわれかねないと考えがちで，報告しないまま自分で抱え込

んでしまうことが指摘されています（菊池，2007）[92]．看護学生がお尻を触られ泣いていると，指導看護師が「なに泣いているの！そんな感情的になっては患者さんのための看護はできない」と叱責されている場面があります（包括的暴力防止プログラム認定委員会，2005）[90]．また別の看護学生は，「患者さんの気持ちになって考えてあげたら」といわれ，その後，「こういうことは言っていけない」「思ってはいけない」というメッセージを受けて看護師としてのトレーニングをされてきたとの指摘もあります（武井，2007）[93]．それが看護師の自責，抱え込みの原因になっているでしょう．また，看護師になってからも，暴力事件のあと上司に呼ばれ，殴られたための怪我の病院への受診も勧められず，報告書の提出を求められ，提出すると，「なんで一人で行ったの？　患者さんの状態をどうアセスメントしていたの？」と指導を受け，殴られた怖さよりもつらい思いをした事例が述べられています（包括的暴力防止プログラム認定委員会，2005）[90]．組織を守るためのインシデント報告書の書類書きを優先し，当事者の看護師の身体，心のケアが後回しにされる，そこで働く個人を守らない組織がまだまだ多いのが現状だと推察できます．日本の医療機関では，施設内の暴力に対する具体的な対応指針があるのは僅か1割だったという調査報告があるからです（高橋）[91]．ただ，このような院内暴力に対する組織対応の脆弱さは，日本の医療組織だけの傾向ではないようです．海外でも医療経営者の「パターナリスティックな」態度が，看護師に依存と無力感を感じさせ，暴力事件に対応することができないときに自責の念に駆られ，犠牲者となった看護師が罰せられるプロセスが強化されてきたとICNのガイドラインでも述べています．

　トップマネジメントは，院内のいかなる虐待，セクシャル・ハラスメント，暴力を許さないという首尾一貫したメッセージを放つこと（対患者だけでなく，組織における対医療者同士も），明文化された方針と手順が雇用されている医療従事者への行動指針として盛り込まれることを求めています．

暴力防止プログラム

◆包括的暴力防止プログラム

　日本での院内暴力プログラムは，少ないケアスタッフで多くの患者をケアする日本の現状を反映させて，日本独自の技法確立を目指して，2003（平成 15）年度国立病院・療養所共同基盤研究「暴力に対する効果的なリスクアセスメント及びマネジメント：マニュアル作成に向けて」をきっかけに，肥前精神医療センターの暴力介入の院内研修会が中心となって「包括的暴力防止プログラム（Comprehensive Violence Prevention and Protection Programme：CVPPP」を開発しました（包括的暴力防止プログラム認定委員会，2005)[90]．ただ単に身体的な暴力行為を物理的な力から抑止するためのものではなく，包括的に暴力を予防し，そして防止するためのプログラムです．「包括的暴力防止プログラム」[90]からプログラムの要素を以下に引用します．

1）攻撃性に対する「リスクアセスメント」
2）怒りや攻撃性を静めるための「ディエスカレーション」
3）暴力行為に対してチームで身体的な介入をはかる「チームテクニクス」
4）突発的におそわれた際に適切に逃げるための「ブレイクアウェイ」
5）暴力がおさまったあとのアフターケアとしての「ディブリーフィング」

◆防止プログラムの基本スキル

　特に 2）に関しての基本スキルは，言語的なコミュニケーション（傾聴，交渉，葛藤の解決技術，アサーション，ストレスマネジメント），非言語的なコミュニケーション（パーソナルスペースの確保，サイドウェイスタンスの維持〈約 45 度の角度にたつ〉，サイドステップでの移動），交渉スキルがあります．精神科看護を 30 数年やってきた山内眞知子氏の『人を信じつづける看護』には，ディエスカレーションのスキル実践例があざやかに描かれています（Tips，山内，2004)[94]．

包括的暴力防止プログラム（CVPPP）以外に，CPI（Crisis prevention institute）「非暴力的危機介入法」やPART（Professional Assault Response Training）「専門的暴力対応トレーニング」なども導入され始めています．PARTは，カリフォルニア州の精神病院に就労する際にプログラム受講が義務化されており，精神科病院での必須スキルというものです（高橋）[91]．

医療だからこそできることも伝えてほしい

◆「患者さんの排除」にならないかの危惧

　最近，患者の暴言・暴力への対策で病院が警察OBを雇用するところが増えてきました．現在の医療界の警察OB雇用の意図に，なんとなく「患者さんの排除」に向かわないかと危惧を感じます．決して警察OBの方が医療界にそぐわないといいたいのではありません．また，医療の現場が暴力を容認したり，医療従事者に暴力に耐えろといいたいのではありません．医療だからこそ，ケアできる人たちがいるのではないか．医療のできることを自ら投げ出してしまうのではないか．上述のような院内暴力に対する十分な組織体制と医療者個々の包括的暴力防止スキルについての議論がないまま警察OBの雇用という流れに漠然とした不安感があるのです．

　これから認知症のような患者さんが増え，そのような患者さんの暴力があったときに，そのまま病院から警察に引き渡していく状況をイメージするとそれでいいのだろうかと思ってしまうのです．

Tips　怒りや攻撃性を鎮めるためのスキル実践例
「どうしたの？　いつもの○さんらしくないよ．座って話さない？」
「あなたらしくない．やさしい□さんはどこに行ったの？　鉈を棄ててよ．でないと近づけない」
「☆さん，そんなあなたをほおっておくわけにはいかないの．冷たいジュースでも飲んで冷静になろうよ」
「暴力は絶対によくない．なぐって相手を怪我させていちばん傷つくのはあなただし，損するのもあなた．いつ，なにをやるかわからない人と思われるんじゃないかな．私はそう思われるのはイヤだし，それを防ぎたい．それは，本来のあなたじゃないもの」

仮に，院内暴力の抑止のために派出所や立ち寄り所を病院の救急外来の側に置いてもらったどうでしょうか．医療版事故調査委員会で，いま猛烈に論争が起こっている警察への届出義務も，院内に派出所があったらどうなのでしょうか．家庭内暴力，虐待の疑いがあったときも，一声かけるだけですみます．
　交通事故の当事者への事情聴取も，処置が終わったあと軽症であればそのまま可能です．暴力団や反社会勢力に対する抑止力にも効果があるでしょう．
　そもそも医療者だから傷害行為，拘禁，隔離などは医療行為として許され，一般の人がやった場合は，罪に問われる行為です．医療のプロフェッションとして，一般社会でそれを取り締まる警察とは，健全な距離感を保つ必要があると考えます．

◆適切な介入には理念と「スキルの獲得」が条件
　ここ10年ほどの間に，医療界では「患者様」という呼称を無批判に受け入れてしまい（前田，2005）[95]，医師と患者関係を従来のパターナリスティックなものからフラットな関係を通り越した正反対の上下関係を招き，医療現場の混乱の一因を自ら演出してしまった苦い教訓があります．
　北海道浦河の「べてるの家」の向谷地生良氏は，院内暴力に対する適切な介入について「当事者が用いる暴力に対抗して，援助者が用いる正当防衛としての威力の発動とは全く異なるもの」（包括的暴力防止プログラム認定委員会，2005）[90]として，下記のように提言しています．

　　適切に介入するには，第1にはっきりとした理念と，第2にそれを具体的に実現するための「スキルの獲得」が必須である．これらを身に付けることによってはじめて，もっとも苦しんでいる当事者と援助者自身がともに守られる．それによって早期の関係修復が可能となり，さらには「暴力」的行為を回避する力を獲得したいという主体性が，当事者自身に育まれる．

　この院内暴力の問題も，医療界でしっかり足場を固めてから対応しないと，医療界のオートノミーを明け渡すかもしれない重大な課題だと思

います.

苦情・クレーム対応が職員満足度に与える影響

◆**職場の人間関係のなかにある精神的暴力**

　高知県の近森病院の総看護師長の久保田聰美氏は,週刊医学界新聞の連載「ストレスマネジメント」の中で,「昨今の患者や家族からのクレームは,医療現場の過酷な労働環境の主要因にさえなっています.」と述べています(久保田,2006)[96].先述したわれわれの調査結果でも苦情・クレーム対応は日常業務に比べて強いストレスになっていました.そこでわれわれはさらに,職員満足度と苦情・クレームの発生頻度との関係を検討したところ両者には相関は認められませんでした.職員満足度に影響する要因として苦情・クレーム対応が占めるインパクトが限定的であり,職員満足度にはそれ以外の要因のほうが強く影響していることが推察されます.

　ただし,①苦情・クレーム対応には,患者さんへの対応,担当医療者をケアする組織としての対応が求められていました.②患者の暴言や暴力を防ぐ組織は,対患者さんだけでなく,対職員同士のあらゆる身体的,精神的な暴力(いじめ,セクシャル・ハラスメント,パワー・ハラスメント)を容認しないことが求められています.①,②に共通しているのは,そこで働く個々の医療者を守る組織かということが問われています.看護職の離職理由の上位に「職場での人間関係」があるとする多くの報告があり,その中に対職員の精神的な暴力(イジメ,パワー・ハラスメント)が含まれている可能性が高いのです.

◆**「共創の医療」を作り出す**

　したがって苦情・クレーム,暴力に対応する組織風土,システムは,職員満足度にプラスの影響を与えるものと考えています.苦情・クレームの対応は,患者満足度を高め,さらに職員満足度も高める起点になり,患者とともに「共創の医療」を作り出せるのではないでしょうか.

　いままで,医療現場の職員満足度をいくつかの切り口から述べてきましたが,この職員満足度が低いことは高い離職率につながります.

図 6-13 転職活動と職員満足度

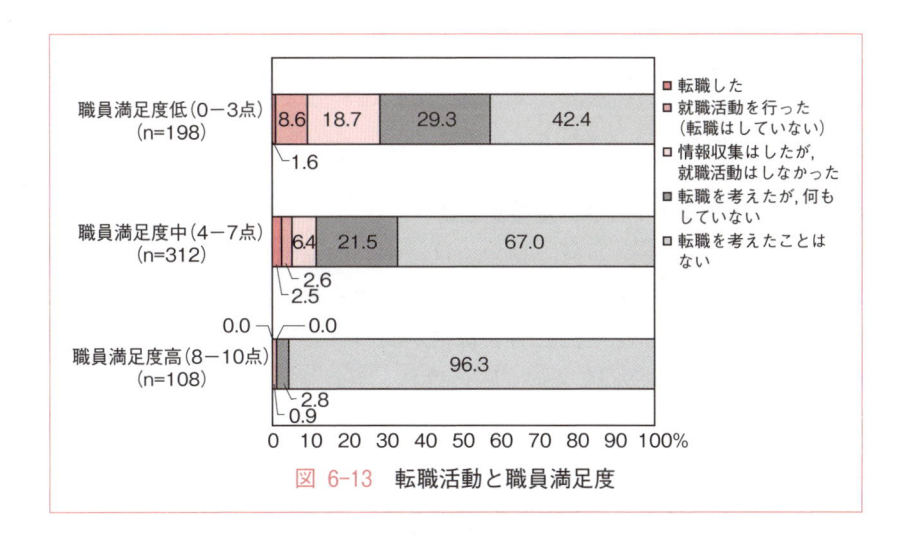

　実際にわれわれが，2008年2月に医師以外の医療者618名を対象にした苦情・クレームに関する調査において，職員満足度と転職行動の関係を検討したところ，職員満足度が低下するほど転職活動を実施していることが確認されました（図 6-13）．特に職員満足度の高い満足度（8-10点）のグループは，ほとんど転職活動をしていないこともわかりました．しかし，このグループは，全体の2割弱に留まりました．

　この離職率は，患者側が病院を選ぶ際の一つの判断基準になることがわかります．

- 離職率が高い施設は，配置人数が少なく，死亡率が高い臨床的アウトカムが低い可能性がある．
- 離職率が高い施設は，労働条件が厳しく，医療ミスを起こしやすい可能性がある．
- 離職率が高い施設は，組織内の暴力や虐待が容認されている可能性があり，それは患者を暴力から守る安全な療養環境が確保されていない可能性がある．
- 離職率が高い施設は，組織内で個々の医療者を守れていないために，患者に質の高い医療を提供する余裕がない可能性が高い．

医療界が社会に規範を提言する時がきた：
航空業界の取組み事例

◆利用者側のモラルや社会的規範が必要

　医療界においても，暴言，暴力，自己中心的な無理難題要求，救急車の利用の仕方など，個別の施設や医療者による対応だけでは対応しきれない利用者側のモラルや社会的な規範が問われる事案が増えています．医療者側には，医師法19条の「応召義務」があり，患者側から要求を受けたとき，基本的に「断れない」立場であるという認識があります．マスメディアを含めて広く国民に啓発すること，事がらによっては法的な裏づけのもと対応することも検討する必要があると思います．逼迫している医療資源＝公共財が，医療を必要としている患者さん達に適切に利用されるためにも業界を上げて取り組むのです．香川県高松市で2005年に救急車をタクシー代わりに年間50回も呼んだ男性が逮捕されました．不適切な救急車利用に消防隊が毅然とした態度をとったケースです．このとき，2005年7月17日付の四国新聞が，香川県ならではのコメントをしていました．「ちょうど渇水で節水の大切さが呼び掛けられているように，もっと住民に周知する方法があるのではないか．」逼迫する医療資源を枯渇させないために，住民全体への啓蒙，規範づくりを問うものでした．タクシー代わりの救急車の問題をみても，有料化することなどが議論されてきていますが，不適切な利用の抑止につながる啓発活動や仕組みづくりがなかなか形にはなっていないのが実情です．

◆航空業界のケース・スタディ

　そこで，業界全体として規範を法制化にまで作り上げた航空業界の取り組みについて見てみましょう．

　航空業界では，航空機利用の大衆化が急速に進み，利用客層が多様化するなかで，緊急時以外の乗降口・非常口の扉の開閉，トイレにおける喫煙，携帯用電子機器の使用，泥酔による暴行など，安全阻害行為（いわゆる機内迷惑行為）が急増していました．1999年5月の政治評論家が，機内で後ろに倒していた背もたれを客室乗務員に戻すよう注意され

たが，それを拒否．駐機場に引き返すといった例のように，乗務員の手に負えず，警察に出動してもらうような例が後を絶たない状況となっていました．その増加要因として1998年頃より全席禁煙が導入されたり，携帯電話やパソコンが普及していったことが指摘されています．

航空各会社は，航空運送事業に関する諸般の調査，研究等を行い，航空運送事業の健全な発展を促進することを目的に「定期航空協会」(The Scheduled Airlines Association of Japan) を組織しています．その主な活動は，1) 航空運送事業に関する調査，研究，2) 政府，国会，政党等に対する陳情，要望，3) 航空利用者等への広報活動，4) 法務関係諸問題に関する事項です．医療界では，日本医師会や日本病院協会などに相当する組織でしょうか．「定期航空協会」によると，大手航空会社が把握している機内迷惑行為の発生件数が1997年76件，1998年93件，1999年289件と増え，2000年は570件に上り，7倍以上になっていることを公表しました．航空業界でも2000年前後に急増していることから，この頃に社会全体の様々なところで「苦情・クレーム」の変化が起こっていたことが推察されます．

医療現場に航空業界の事例のような罰則まで必要かどうかは，別の議論になるかと思いますが，業界として法制化というゴールを決め，関係の行政機関，司法，立法などと連携し，どのようなステップでゴールを

Tips　航空機内の苦情・クレームの内容

内容内訳は，暴言が343件で最も多く，次いで飲酒282件，電気・電子機器222件，喫煙208件，挙動不審144件，セクハラ112件，暴力94件の順でした．そして「飛行中の安全を脅かしかねない」として2001年7月から罰則の必要性を訴えるキャンペーンを国土交通省と連携して開始しました．そのキャンペーンでは，迷惑行為をなくそうと呼びかけるビデオを機内で上映したり，法律による罰則を求める日本語と英語のチラシを羽田，成田，関西の3空港で配ったりするほか，全国の空港にポスターを掲示しました．2001年10月の国際民間航空機関（ICAO）総会において安全阻害行為等を犯罪とする立法モデルが承認され，既に立法化がなされている海外の状況など，国際的にも迷惑行為の予防・抑止の必要性への認識が急速に高まっていきます．こういった状況を踏まえ，協会は罰則を伴う立法措置の創設について各政党や政府関係者等に要望し，機内迷惑行為を「安全阻害行為等」と捉え，違反者に対して罰則を科する旨を規定した「航空機内における安全阻害行為等の禁止・処罰規定を定めることなどを内容とする航空法の一部を改正する法律」が国会に提出・成立し，2004年1月から試行されました．

目指すかという戦略に基づいた取組みについて参考になるケース・スタディです.

道しるべ 毅然とした態度で対応するために

　苦情・クレームの中には，不当なものもあり，そういった事案には関係機関と連携しながら毅然とした対応をとること大切だといわれています．ただ，この間，相手側との対応は，大きな精神的なストレスとなるものですし，時に恫喝，暴言などが混じると恐怖すら感じることがあると聞きます．こういったことに対して，医療者が毅然とした対応として，相手側の不当要求に法的手段をとり，慰謝料が認められたケースがありました．2007年7月24日付けの毎日新聞の記事によると，千葉県内の耳鼻咽喉科医院の医師が，適切な治療をしたにもかかわらず，患者から不当な損害賠償を要求されたとして，患者側に対して慰謝料200万円を求める訴えを提訴．判決は，患者のクレームが不当として医師側の慰謝料30万円を認めるものでした．2006年5月，患者が耳を虫に刺されたと訴えて受診した際，医師は帯状疱疹と診断したところ，その後，患者の顔に神経麻痺が発症したため，患者は治療が不適切だったとして，同耳鼻科医院に約20回，「170万円を支払えば話は終わる」とする文書を繰り返し送付．判決は「帯状疱疹との診断や治療薬の選択は適切．医師は金銭を要求する文書の送付などで相当程度の恐怖を感じた」ことを認めた内容になりました．

　現在の医療現場では，患者側からの不当な苦情・クレーム，イチャモンを「受ける」立場です．上記のような法的な手段をとるにしても時間とエネルギーを投入する必要があるため，多くの場合は一方的に言われるままというのが現状で，それがストレスを生み出すもとになっています．このようなケースには個々の医療者というよりも地域医師会などの組織で対応するのはどうでしょ

うか．例えば，医師会が事前に，事案内容や不当な要求の程度に関する基準を決め，基準に合致するケースが起こってしまった場合は医師会が全面的にバックアップするシステムを作ってはどうでしょうか．このようなシステムがあると，当該医師は，話を仲間の医師同士で共有することで，暴言や恫喝などによるストレスを和らげ，孤立感を防ぐことができます．そして，地域医師会単位で対処することで，その地域に対して医師側は不当なものに対しては，毅然とした対応を取るというメッセージを発することにもなります．もちろん，悪意のない妥当な患者からの申し出には，真摯に対応する旨のメッセージを同時に発することを忘れてはなりません．

第VII章
患者啓発と情報提供に対する医療者の責務

提言 専門家の責務

1) 「専門家」といわれる職業は，一般の人との間に情報の非対称があるからこそ，職業として成立しています．したがって専門家と一般の人との間に情報の非対称があることそのものはなんら問題ではありません．どの程度の情報の非対称性がクライアントの利益を最大にするかを考えるのも専門家の責務です．情報の非対称性の存在は，その責務がどの程度なされているかという問題としてとらえるべきだと思います．

2) 現在，医療に関して一般の人との間に乖離が起こってしまったというのは，専門家として自分たちの情報提供や患者啓発を怠ってきたことを独白しているように写ります．一般の人は医療制度，健康，医療を利用するにあたってのルール，医療をとりまく状況について普段から情報を集めることは少なく，自分や家族が病気になったときにはじめて医療に必要な情報を集め，医療情報に接することが多いことを医療従事者は知っています．また，世の中に溢れている医療情報から，一般の人が正確で適切な情報を選び出すことが困難であることも知っています．ここに専門家としての責務の原点があると思います．

3) しかし，医療崩壊が叫ばれる逼迫した個々の医療現場で，「べき」論を並べても意味がありません．医療界全体としてこの問題にどう向き合うか考えてみましょう．

Ⅶ章　患者啓発と情報提供に対する医療者の責務

情報の非対称性こそが専門家の存在意義

◆患者と医療者の間の認識の差

　医療崩壊が叫ばれるなかで，医療には不確実性が伴うこと，医療には限界があることに対する認識に患者・国民側と医療者の間で大きな溝があることがクローズアップされています．この点について小松秀樹氏のベストセラー『医療崩壊』の冒頭で，次のように問題提起されています（小松，2006）[97]．

　　医療とはどういうものかということについて，患者と医師の間で考え方に大きな齟齬がある．患者は医療が万能であり病気はすぐに発見され，たちどころに治療できると思っている．また，一部の患者は，自分への奉仕をあらゆることに優先させることを医師にもとめる．一方，医師は，医療に限界があるばかりか，危険なものであることを知っている．また多忙な業務の中で，優先順位をつけて行動せざるを得ない．メディア，警察，司法が患者側に立つため，この齟齬が社会問題までになっている．医師は，患者や家族の無茶な期待に時として肩入れするメディア，警察，司法から不当に攻撃されていると感じている．

　大学医学部は，いまだに入学するには最難関の一つであり，高い社会的な認知があります．だからこそ，メディア側が批判の立場をとり，視聴者である患者側に肩入れをして，感情的なカタルシスを助ける役割をしているのです．ある医療者は，医療バッシングが続いている現状から，社会的な高い認識は，すでに地に落ちていると言う人もいます．また遺伝子レベルでの医療技術の発展が，機械論的な生命観をもたらし，あたかも人間が精密な機械のように医療行為に反応するという過大評価を生んでいるとの指摘があります（福岡，2008）[98]．経営，ビジネスなど他の領域において不確実性や事故の偶発性はつきものだということを経験的にわかっていても，医学にかぎっては例外だと思いたがるのです．
　冷静に考えて，以下に記した事柄をすべて Yes と答える人はいないでしょう．ところが，「自分のことや家族が医療を受けるとなると，最小の

不確実性と最高の成功の確率を望み，人間の営みには通常リスクがともなうことや事故の偶発性を認めず，医療はケース・バイ・ケースといった医療の本質について無知となる.」と早稲田大学人間科学学術院教授の山崎久美子氏は述べています.

- 成功確率100％の手術がある・100％安全な手術がある
- 偽陽性，偽陰性のない検査がある・侵襲性0％の検査がある
- 治療効果100％の薬剤がある・副作用0％の薬剤がある
- 個々の医療行為の経過，結果を事前に100％予測できる
- 治療不可能な病気や状態になってしまう患者はいない
- 間違いをやってしまう医療者はいない

◆患者啓発と情報提供は，専門家としてのオートノミー

　もちろん，現在の医療状況から「そんな患者教育や情報提供のための時間も余裕もなければ，お金もない」という意見もあるでしょう．しかし，これはきわめて重要なことです．論点は2つあります．ひとつは，患者・家族への情報提供・啓発に関する責務は専門家としてのオートノミーの問題であり，お金の問題とは違うということです．だれかの指図を受けることのなく，専門家としてのオートノミーを保持するために職業倫理としてやるかやらないかの問題です．これをやらないと，お金を出す人に自分たちの職業倫理がゆがめられ，オートノミーを明け渡すことになります．もう一つのポイントは，現在までに，診療報酬を決定するプロセスやマスメディアへの発信などにおいて，日本医師会，各種学会などが社会に対して発言力が全くなく，その機会を制限されてきたことはないということです．現在，医療界をめぐる状況がきわめて深刻であることを重々認識した上であえて言えば，専門家としての責務として「情報提供と教育・啓発」を認識することが先ず必要です．次のステップで，そのための戦略プランを練ることになります．一気に実現するのは難しいでしょう．しかし，プランの全体像における道筋と進捗を示すことはできます．

Ⅶ章　患者啓発と情報提供に対する医療者の責務

国民は独力で医療情報を入手できるか

　医療者側は，患者のもつ医療に対する認識や期待との間に齟齬が生まれていると感じています．その齟齬をどのように埋めることができるのかを考えてみたいと思います．まず医療者側は，一般の人（特に医療を受けることの多くなる60歳台以降の世代）が医療情報を入手するにあたって，以下の3つの問いについて「Yes」と自信をもって言い切れることはないでしょう．多くの医療者は，一部の患者さんの中には，医療情報をかなり入手している患者さんもまれにいるという留保はあるものの，一般の人の集団全体で考えるとすべて「No」と答えるでしょう．

> 問1）一般の人は，マスメディア（テレビ，ラジオ，新聞，雑誌など）の多くの情報から，正確で適切な医療情報を選別し，医療者が齟齬を感じない程度の情報内容とレベルにまで到達できる．
> 問2）一般の人は，インターネットや図書館の蔵書などの情報検索によって適切な医療情報を入手して，医療者が齟齬を感じない程度の情報内容とレベルにまで到達できる．
> 問3）上記の情報入手に関して，情報入手のためのノウハウ，資源（探す時間，パソコンなどの情報ツール，図書館利用，費用）を持っている．

◆医療情報の質を見極めることは困難である

　一般の人にとっては，インターネットが普及する以前と比べると，飛躍的に医療情報を入手しやすくなりました．しかし，インターネット上の医療情報は膨大で，その質は玉石混交です．なかには，情報が不正確なもの，情報の内容が特定の治療法や治療薬に偏っているもの，情報源・情報発信の意図が明らかにされていないもの，口コミ情報の裏に広告宣伝の意図が隠されているものなどなど，一般の人にとっては，これら医療情報の質を見極めることがきわめて困難です．また，関西テレビ製作

の人気健康番組「発掘！あるある大事典」の捏造問題では，テレビから発信される情報も玉石混交であることが広く認識されることとなりました．この捏造問題に関しては番組打ち切りや関係者の処分という幕引きがなされましたが，放送業界としてこの事件を契機に視聴者が「質の高い健康情報」を得られるように本格的な改善したとはいいがたいのが現状です．

◆**医療情報に関する放送倫理**

視聴者に不利益を与えないことを考えると，少なくとも「発掘！あるある大事典」に類する健康バラエティ番組を放映するときは，番組冒頭と終了時に，医薬品の効能効果のような「能書」をテロップで放送すべきなのが放送倫理ではないでしょうか．なぜ，「能書」に相当するテロップが必要かは，このような番組放映後に，番組内容を視聴者が試していくつかの健康被害（白いんげん減量法による下痢・嘔吐）が実際に発生しているからです．たとえば能書は「この番組は，視聴率獲得を主な目的として制作されたバラエティ番組です．あくまでバラエティ番組ですので，番組の中で出てくる科学的な表現，データは，科学的再現性や統計的な検証はなされてはいません．時に視聴者の興味を喚起するために，表現を断定的にしたり，客観的な事実ではないことも盛り込みます．番組内容を科学的な真実と受け止めて，取上げた食品，ダイエット法，治療法などを試すことのないようにくれぐれもご注意してください．万が一，健康被害があっても責任は負いかねますので，その旨ご了解ください．」というものでしょうか．

◆**信頼性の担保には第3者の科学的レビューが不可欠**

もし，このテロップを流すことにテレビ製作側に抵抗があるとしたら，それは，番組制作の意図，製作手法，活用するデータについてなんら視聴者には正直に言えないことを示すものとしてとらえてよいでしょう．もし，反対に製作側が科学的な根拠はしっかりあるので，このようなテロップを流す必要がないと主張するのであれば，それは視聴者にとって有益な製作姿勢ですので，歓迎すべきです．ただし，そのときは，製作手法，提示データについては，第3者の科学的な視点からレビューをみ

ずから受け，レビューを受けたことを表記して放送してはどうでしょうか．

このような一般の人を取り巻く健康や医療の情報の入手環境では，医療者との齟齬を解消するために一般の国民，患者・家族はどのように情報入手すればいいのかを具体的に，情報入手源（WEBサイトならURL，書籍なら書名レベルの情報），方法について医療者が明確に伝えているか，伝える努力をどの程度しているのかが問われているのです．

必要な情報を必要なタイミングで

一般の人は，自分や家族が病気になったときに，はじめて必要な医療情報を集めるのが普通であり，普段からコツコツと医療情報を蓄積している人は稀です．したがって情報提供や患者啓発について，受診した医療機関，担当医師やスタッフがその役割を担うことになります．しかし，日常業務に忙殺されている実情を考えると表7-1に掲げる情報内容を医療現場の担当医療者がすべてを提供するのは現実的ではありません．情報提供のためのコストと伝達効果を考え，受診医療施設・担当者の枠を取り払った広い役割分担と連携が必要です．

また，誰でもそうですが一度に多くの情報が与えられても，消化できずに溢れてしまうことがあります．受診に際して，患者側がすでに，医療に対する一定の期待やイメージを持っていることが齟齬を生んでいる状況を考えると，患者が受診する前に情報提供や啓発を行ったほうがよいものもあります．例えば，救急医療の利用の仕方や，今では，地域の産科取り扱い施設の情報,産科医療をめぐる事態に関する情報などです．受診した医療機関や担当者に負荷がかかりすぎることのないようにすることと，受診する前に国民に広く知ってもらう啓発効果を考えると，「情報提供と患者啓発」には，役割分担とタイミングを見極めた方略が必要です．表7-1は，情報の種類別にどんなタイミングで，誰が情報発信したらよいかの試案をまとめてみました．広い意味での医療費には，このような啓発，情報提供のために適切に資金が投入されたほうが，結局は医療資源の活用の最適化に向かわせるものと考えています．

表 7-1 どんなタイミングで，誰が情報を発信するか

情報種類	情報内容	入手タイミング	情報提供源
医療制度，健康情報 医療界の情報	国民保険制度，介護保険制度，自治体の医療費扶助策，健診情報，死生観，医療崩壊の状況	日常生活 学校教育	厚労省，文部科学省，日本医師会，日本病院協会，地方自治体，マスメディア
特定の疾患情報	疾病，疫学，予後，治療方法，患者会情報	病気になったとき（本人，家族）	学会，医療機関，マスメディア，患者会，医療関連企業，担当の医師やスタッフ
医療機関の情報	利用可能な施設情報 診療圏における機能別施設情報	病気になったとき（本人，家族）	学会，医療機関，マスメディア，地元医師会，患者会，地方自治体，担当の医師やスタッフ
当該医療施設の情報	外来受診，入院に係る，ルール，規則 当該医療機関の状況	受診を決めるとき，受診直後，受診中	当該医療機関，地元医師会など

マーケティング手法による患者啓発

　筆者の専門は，医療分野におけるマーケティングです．医療用医薬品のマーケティング，患者向け疾病啓発のマーケティング，医療機関のマーケティング，がん検診機関のマーケティングなどに携わってきました．その立場から，患者の啓発をどのようにアプローチするかを提示し，啓発効果の科学的な検証が可能なマーケティング手法があることを紹介したいと思います．表 7-1 で挙げた医療制度，国民保険制度，介護保険制度，健診情報，死生観，医療崩壊の状況などがこれから紹介する方法で戦略的になされることが危急の課題であると考えます．2008 年 4 月から施行された後期高齢者医療保険制度に対して，全国各地で年金からの保険料の天引き，将来的な保険料増加，包括化による医療サービスの低下の危惧などが表出し混乱していることから，医療分野での啓発活動の充実は必須のものとなっていると言えるでしょう．

Ⅶ章　患者啓発と情報提供に対する医療者の責務

◆日本医師会の「小児救急の危機」TVCM

　題材として，日本医師会が 2007 年 12 月からテレビ CM を展開した「小児救急の危機」を例に取上げます．欧米では，公衆衛生学のヘルスプロモーションという専門分野におけるヘルスコミュニケーションの中で取り扱われるテーマです．ヘルスコミュニケーションとは，有用な健康情報や医療情報を人々に伝え広めるために，各種マスメディアやコミュニケーション技術を多様に組み合わせて個人やターゲットとする集団における健康観や健康増進の重要性に対して気づきを促し，行動変容を引き起こすことを目指すコミュニケーション活動のことです．

「小児救急の危機」の啓発キャンペーン・プラン試案

　「小児救急の危機」の CM の概略ですが，夜中に，熱を出した女の子を自動車の後部座席に乗せた母親が，車中にて携帯電話で受診できそうな病院を探し，病院にいってみると夜間救急をやっていない，そして再び夜の街を車で駆けずりまわる．そして，明るい日差しの中で女性小児科医の診察を受けているという映像です．映像が流れる中に「小児救急に対応できる病院が激減しています」「日本医師会は，小児科医充実のためにさまざまな提言を行っています」というアナウンスと，最後に「子どもから医療を奪う国であってはならない」というメッセージが流れるという内容になっています．

　本 CM キャンペーンを以下のキャンペーンのプランニング・プロセスごとにみていきたいと思います．

　1) 目標設定
　2) メディアの選択（メディア・ミックス）
　3) コンセプト・メッセージの選択

◆目標設定

　どんな活動にも言えることですが，プラン立案の中で目的・目標を明確にすることが最も大切です．日本医師会のホームページには，テレビ CM の目的として「（国民の）みなさまに，日本医師会の存在を広くアピールすることを目的として」と記載されています（日本医師会）[99]．

目標を明確にするとは，目標を2つの切り口で具体的に記述することです．ひとつ目の切り口は，目標を定量的あるいは定性的に設定することです．特に重要なのは，定量目標です．定量的目標がキャンペーンに必要なマーケティング活動を大きく規定します．5,000万人を対象に存在をアピールする場合と100万人にアピールする場合で投下コミュニケーション・コストや方法が異なります（Tips）．

　目標設定でもうひとつ重要なポイントは，主目標と副次目標とに分けて記述することで，何を差し置いても達成しなければならない目標は何か（主目標），主目的以外に期待できる効果，主目的にいたるまでのプロセス目標（副次目標）を明確にします．そのプロセス目標の考え方を紹介します．一般的には，マーケティング活動の最終的な目標は，対象者集団の行動変容を引き起こすことです．その中には，購買行動，投票行動，募金行動，受診行動，生活習慣の変更，健康情報の利用，WEB検索，などなどマーケティングが扱う領域ごとに多様です．ところが，いきなり対象者が最終目標の行動変容を起こすわけではなく，行動変容を起こすに至るプロセスがあります．マーケティングでは対象者の認知レベルから行動変容レベルまでのプロセスがモデル化されており，プランの立案や効果検証に活用されています．AIDMAモデル，AMTULモデルなどが知られています（図7-1）（数江，1997）[100]．

　両者のモデルともに，商品やサービスの認知レベル→態度変容レベル→行動変容レベルへという実際に買っていただくまでの購買行動の変化プロセスをモデルにしています．2つのモデルともに5つのプロセスにおいて，訴求するメッセージやそれを促すコミュニケーション媒体が異なります．

Tips　定量目標と定性目標
定量目標：量的に測定可能なもの
　例1）一般成人の30％に「小児救急の窮状」の認知を獲得する．
　例2）小児をもつ成人の50％に「小児救急の窮状」認知し，小児救急医療の受診に際して事前の電話相談の利用率を30％に引き上げる．
定性目標：量的な測定が困難なもの
　例1）一般成人の日本医師会に対する肯定的なイメージを広げる．
　例2）医師会の勤務医師会員との結束を強化する．

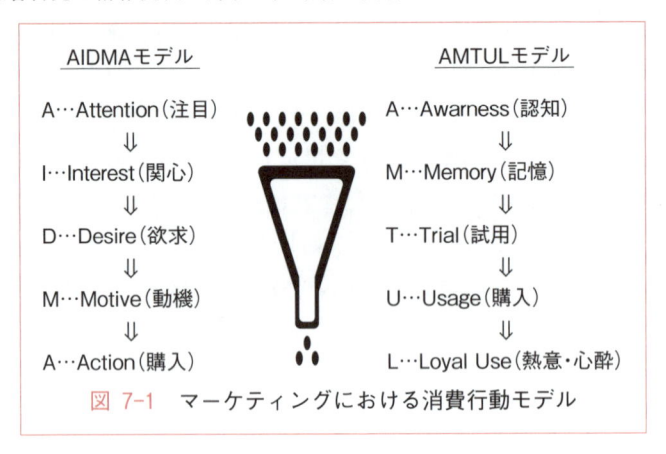

Ⅶ章　患者啓発と情報提供に対する医療者の責務

```
AIDMAモデル                    AMTULモデル

A…Attention（注目）           A…Awarness（認知）
    ⇓                              ⇓
I…Interest（関心）             M…Memory（記憶）
    ⇓                              ⇓
D…Desire（欲求）               T…Trial（試用）
    ⇓                              ⇓
M…Motive（動機）               U…Usage（購入）
    ⇓                              ⇓
A…Action（購入）               L…Loyal Use（熱意・心酔）
```

図 7-1　マーケティングにおける消費行動モデル

　最終目標を「購入」を主目標とすると，副次目標は，認知率，試用率などを考えます．このように事前に主目標と副次目標を考えておくと，キャンペーンの効果検証する際に，仮に主目標が達成されていないときに，プロセス目標のどこまでは達成されているのか，最終目標の「購入」の手前のどこが障害でプロセスが止まってしまっているかを検討するのです．多くのマーケティング活動が大成功するわけではありません．キャンペーンの効果を設定した主目標，副次目標ごとにデータ検証しながら，修正を加えていくことで，マーケティング担当者は学習していくのです．ところが，日本におけるマーケティング活動で，この目標設定と効果検証によるこの学習プロセスが弱いと感じています．

◆日本医師会「小児救急の危機」の目標設定を考える

　目標設定においては，このキャンペーンの目的がどこまで目指すのか．日本医師会のホームページにあった「（国民の）みなさまに，日本医師会の存在を広くアピールすることを目的として」から判断すると目標は第1段階の認知から第2段階の関心をもってもらうレベルまでとなるでしょう．しかし，個人的には，あのCM内容を見て母親は子どもの具合が悪くなったら，とにかく車に飛び乗って夜の街をさ迷うものだとイメージさせ，小児の救急の利用の仕方に対して誤解を与える可能性があると感じました．小児救急の危機を訴えつつも，母親たちに，夜間の小

表 7-2 AIDMA モデルにおける受診促進コミュニケーション例

行動変容プロセス	コミュニケーション目標	対応メッセージ
注目（Attention）	認知度の向上	○○は，受診して治療すべき病気です．
興味（Interest）	受診治療の評価育成	○○には，有効な治療薬があります．
欲求（Desire）	受診ニーズの喚起	その治療により，日常生活の質が改善します．
動機（Motive）	受診意図の形成	近所に治療できる医療機関があります．
行動（Action）	受診意欲の喚起	まずは，お近くの治療できる医療機関にお電話で相談してください．

児救急を利用する前に，普段のかかりつけ医をもつことや都道府県が開設している「小児救急電話相談」を利用してもらうことで夜間救急の適正利用を促進することまで目的に入れることも考えられます．そうすると目標は，AIDMA モデルでいえば「小児救急電話相談の利用」という第5段階の行動変容レベルまでということになります．

◆メディア・ミックスの選定

　行動変容モデルのプロセスごとに各段階を進めるのに有効なメッセージやコミュニケーションの媒体はそれぞれ異なります．

　AIDMA モデルを例に，ある疾患をもつ潜在患者の医療機関への受診行動を引き起こすことを想定すると，各プロセスに対応するメッセージは表7-2のようになります．

　表7-2に示したように行動変容に至る段階ごとにコミュニケーション目標とメッセージ内容が違うわけですので，それを伝えるためのコミュニケーション媒体ごとの特性を考え，どの段階には，どの媒体を活用するかも検討することになります．また，コミュニケーション媒体の選定には，コミュニケーションのターゲットとする対象者の背景によって，リーチ（コミュニケーションできるかどうか）できるかどうかも同時に考えなくてはなりません．たとえば，成人一般とすると幅広い TVCM

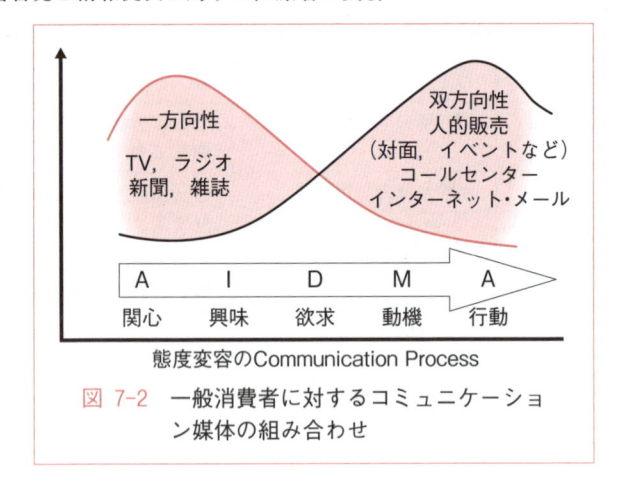

Ⅶ章 患者啓発と情報提供に対する医療者の責務

図 7-2 一般消費者に対するコミュニケーション媒体の組み合わせ

や新聞の一般紙のような媒体をまず検討しますが，小児をもつ母親を対象とした場合には育児雑誌，若い世代向けの女性誌，20～40代の女性の視聴率の高い時間帯のTVCM枠，インターネットなどが効果的な媒体になる場合もあります．

　また，関心を喚起したりする認知レベルには，TV，ラジオ，新聞，雑誌などの一方向型の媒体が，幅広い層にリーチできて費用効果の観点から効率的ですが，態度変容，行動変容に進むにつれて，双方向性の媒体が効果的といわれています．化粧品を例にとると，TVCMなどが盛んに行われている一方で，デパートの化粧品売り場には，美容部員と呼ばれる販売員が配置され「対面販売」を行っています．コミュニケーション媒体を態度変容のプロセスに応じて組み合わせている代表的な例です．公衆衛生分野では，保健行動をとってもらうために地域の保健師は，態度変容プロセスの後期を促すための対人によるコミュニケーション媒体として重要な役割を担っています（図 7-2）．

◆普及曲線を意識したコミュニケーション活動

　1960年代にスタンフォード大学のエベレット・M・ロジャースは，新技術や新製品の普及に関する理論を提唱し，現在もマーケティングから新技術の普及分野などに幅広く影響を与えています．この理論は，当時の新しい農業技術が農家にどのように採用されていくか，新しい医療用

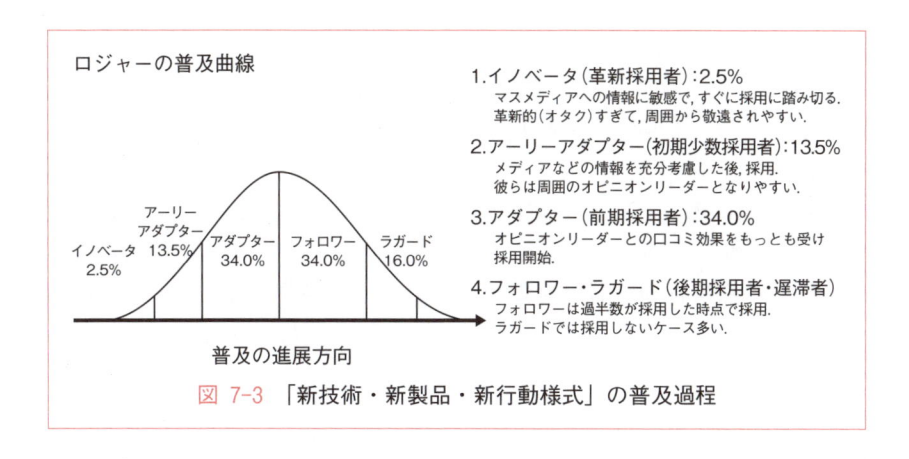

```
ロジャーの普及曲線                    1. イノベータ（革新採用者）：2.5%
                                        マスメディアへの情報に敏感で，すぐに採用に踏み切る．
                                        革新的（オタク）すぎて，周囲から敬遠されやすい．
                                     2. アーリーアダプター（初期少数採用者）：13.5%
                                        メディアなどの情報を充分考慮した後，採用．
       アーリー                        彼らは周囲のオピニオンリーダーとなりやすい．
       アダプター アダプター フォロワー   3. アダプター（前期採用者）：34.0%
 イノベータ 13.5%  34.0%    34.0%  ラガード   オピニオンリーダーとの口コミ効果をもっとも受け
  2.5%                             16.0%    採用開始．
                                     4. フォロワー・ラガード（後期採用者・遅滞者）
                                        フォロワーは過半数が採用した時点で採用．
       普及の進展方向                   ラガードでは採用しないケース多い．

       図 7-3 「新技術・新製品・新行動様式」の普及過程
```

抗生剤を医師がどのよう処方していくかなど多岐にわたる事例分析から，普及の対象者を新技術の採用や新しい商品の購入など行動の早い順から，1. イノベーター＝革新的採用者（2.5％），2. オピニオンリーダー（アーリー・アダプター）＝初期少数採用者（13.5％），3. アーリー・マジョリティ＝初期多数採用者（34％），4. レイト・マジョリティ＝後期多数採用者（34％），5. ラガード＝伝統主義者（または採用遅滞者）（16％）を5つのタイプに分類しました．この5つのタイプの割合は，下図のようなベルカーブ（釣鐘型）のグラフで表され，普及曲線と呼ばれているものです（図7-3）（ロジャース，2007）[101]．この普及曲線でもっとも重要な考え方は，イノベーターとオピニオンリーダー（アーリー・アダプター）の割合を足した16％のラインを超えないと，市場の多数派へは普及していかないので，少なくともターゲットする層の16％が採用行動をとるくらいの認知度レベルを確保するような活動が必要になるというものです．仮に認知レベルに達した対象者のうち行動変容レベルまでに進んだ対象者の割合を転換率（コンバージョン率）と呼びますが，転換率を50％とすると認知レベルは25％〜30％程度必要になります．

◆認知か行動変容かで異なる選択

　マーケティングの現場でよく起こりがちなのは，マーケティング予算ありきで，「○○○円しか予算がないので」という予算範囲に規定され，目標が不明確のまま予算内でできることを漠然とマーケティング活動を

考えてしまいます．たとえば，3億円のマーケティング予算があったとした場合の2つのプランが考えられます．①全国の認知度が15％程度になるプラン，②エリアを限定して，そのエリア内の認知レベルが40％を超えるプランの2つです．仮に認知から採用行動への転換率を50％とすると，①では，7～8％の行動変容が期待でき，②では20％の行動変容となります．前者は，ロジャーの初期普及ラインの16％を超えることができず，採用行動者層は対象者層の中では限定的になりますが，後者ではエリア内での対象者層の多数派への進展が期待できるようになります．前者のマーケティング目標の設定が，「行動変容」ではなく，認知レベルだけであればいいのですが，「行動変容」であった場合は，ほとんど成果を出すことができません．多くの場合は，全国でやったほうがなんとなく派手なイメージがあり担当者としてはやった気分になりやすいので，①を選択しがちです．ただ成果を出すには後者のプランを採用すべきなのです．この例では，エリアを限定して対象者層を絞るやりかたを示しましたが，その他に年齢，性別，職業など対象者のデモグラフィックス（社会的な背景要因）に応じて，対象者を絞ることもあります．これをマーケティングではセグメンテーション（市場細分化）と呼びます．このように同じマーケティング予算額でもマーケティングの目標設定とロジャーの普及曲線を考慮にいれるとやり方が変わってくるのです．

◆コンセプト・メッセージの選定

日本医師会の「小児救急の危機」のCMをみると，筆者は，小児の救急の利用の仕方に対して誤解を与える可能性があると述べました．通常プランニングの段階では，どんな人たちをコミュニケーション対象にしているか，伝えたい主メッセージは何か，そのメッセージを表現するコピーやイラスト，映像などのビジュアルは，主メッセージを適切に伝える力を備えているか，などを検討します．

◆医師会CMの限界

161頁で，例として提示した目標を例に具体的にみていきましょう．2005年に厚生労働省の研究班が公表した「小児科産科若手医師の確保・育成に関する研究」報告書によると，夜間の救急患者の6～8割は小児科

であり，その8～9割は軽症者となっていて，それが，夜間休日の診療に当たる病院小児科医の過重労働をひき起こし，小児科医が疲弊する要因の一つとなっていると指摘しています（厚生労働省班研究）[102]．従来から，これら軽症患者を事前に医師もしくは看護師が電話にて相談することで，救急受診を抑制できる報告が多数報告されています．これを受け，全国の都道府県では，小児救急電話相談事業（#8000）を展開しています．この事業は全国同一短縮番号（#8000）をプッシュすることにより，住んでいる都道府県の相談窓口に自動転送され，トレーニングを受けた小児科医師・看護師から患者の症状に応じた適切な対処の仕方や受診する病院等のアドバイスが受けられます．このような活動をしている中で，現在の日本医師会の夜中に母親が携帯電話片手に走り回る映像は，軽症患者の受診促進を招きかねません．

　また，定性目標の例2）で挙げた「日本医師会の勤務医師会員との結束を強化すること」を目標に入れたとすると，①小児救急現場で働く小児科の勤務医の過酷な労働条件を伝える，②小児科医のいる夜間救急が激減している統計数字を示す，③千葉県松戸市医師会の小児科有志，兵庫県三田市医師会の小児科有志などのように輪番で病院の小児救急を手伝いに行き，医師会として小児救急を支えていることを伝える，など伝えるべきメッセージが変わってきます．筆者の試案ですが，表7-3の構成を考えてみました．

◆**プランニング段階でのコピーやビジュアルのチェック**
　表7-3で筆者の試案は，あくまでアイディアにすぎません．メッセージの量が多すぎるかもしれません．対象者に意図したメッセージが伝わらないかもしれません．通常，われわれはこのプランニングの段階で，想定の対象者に，事前にコピーチェック調査，ビジュアルチェック調査をします．コピーやビジュアル（絵コンテ，イラスト，写真，映像など）を提示して，どんな印象か，どんなメッセージを感じたかなどを確認します．複数の案がある場合には，案ごとに反応をとり，順位をつけてもらうことなどもあります．これらの調査結果を踏まえて，コピーやビジュアル案を修正します．大きな修正が迫られたときなどは，場合によってもう一度，調査をかけてチェックすることもあります．ハリウッ

Ⅶ章　患者啓発と情報提供に対する医療者の責務

表 7-3　コンセプト・メッセージの選定

映像イメージ	メッセージ
1．夜間，家で熱が出た子ども	
2．心配顔の母親が，♯8000番をダイヤルして，アドバイスを受けている場面	小児救急電話相談サービスがあり，使いましょう
3．救急外来に行ってみると救急外来があふれている	対応する小児科医では数が足りない
4．小児救急医が，次から次にくる患者の対応に追われ，ようやく朝を向かえる．	
5．「伸びたひげ」「(少し)乱れ髪」「化粧の乗らない疲れた顔」の勤務医師たちが，そのまま通常の外来業務，病棟業務に向かう後ろ姿	勤務医は荷重な勤務状況で働いている
6．昼から夜に時間が流れる	
7．千葉県松戸市医師会の小児科有志，兵庫県三田市医師会の小児科有志たちのように輪番で病院の小児救急を手伝う姿．開業医の先生が，診療所の明かりを落として，病院に向かい，集まってきた開業医たちと病院の勤務医師たちと打合せをして，診療に当る．	地域医師会では地域の小児救急医療を守るために具体的に活動している 勤務医の疲弊を少しでも和らげるために，協力している
8．最後に，休止になった小児科，小児科医のいる救急が激減している統計データを日本地図上にグラフ表現	客観的な統計データにより小児救急医療の崩壊が進行している

ドの映画製作では，よく先行試写会などが行われていますが，試写会の観客の反応によって，もう一度映画の編集作業をやり直し，正式の封切りに備えます．試写会が事前のチェック調査に相当しています．コピーや映像を作るクリエーターと呼ばれる人たちは，作ることに対する想いが強く，それが創造の原動力になっています．そういったクリエーターたちへの敬意を払いつつ，それとは別に，現実に訴求力があるかどうかを確認する必要があることを明確に認識しなければなりません．また，製作予算の中にこのような調査費用も事前に入れておくことが必要です．

◆**効果測定はマーケティングに積み残されている課題**

　いままでプラニングのプロセスについて述べてきましたが，結局そのプランがどの程度うまく行ったかを検証しなければなりません．医療界でいうところのアウトカム評価です．実は，日本のマーケティング業界では，効果測定があまりなされておらず，効果測定の方法がまだ十分に確立していません．

　マーケティング活動の最終的な効果測定項目は，「それで，いくら儲かったか」でありReturn On Investment（ROI）とよび，マーケティングへの投資が純粋に経済学的な観点からどれだけ利益をもたらしたかということが問われます．余剰利益の中から予算化されたマーケティング投資が，どれだけ投資の結果，余剰利益を増やしたかという考え方がROIです．したがって重要な概念は，対象となるマーケティング投資案が，他のマーケティング活動の選択肢のROIより勝っているかが常に問われます．例えば，先述した，全国版のキャンペーンプランと地域エリア限定のキャンペーンプランとどちらのROIが高いのかを検証しましょうということです．

◆**NNTは医療経済を視野に入れた評価指標**

　医療界でも，大規模臨床試験が数多く実施されるようになってきました．たとえば骨粗鬆症での骨折を一人防ぐために必要な治療症例数（Number Needed to Treat：NNT）が臨床試験結果から導きださせるようになってきました．NNTの概念でも，例えば骨粗鬆症における骨折を防ぐためには，どんな臨床的な介入があり，それらの治療選択肢と同じNNTという物差しで比較することを前提にしています．エンドポイントを獲得するために何人治療しなければならないか，薬剤費を含めた治療費用を投入しなければならないかという問いに置き換えられます．このようにNNTとROIの概念は共通することが多く，NNTはEBMの展開の中からでてきた医療経済を視野に入れた評価指標ですが，マーケティングのROIもマーケティングにおけるEBM（Evidence Based Marketing）が求められているといえるでしょう．これは，医療界もマーケティング業界も，さまざまな利害関係者（顧客，株主，取引業者，社員，地域住民などなど）に対して，自分達のやっている医療，

マーケティング活動を説明する責任が強く求められている社会的背景があります．医療界における利害関係者とは，患者，行政，学会，保険者，医師・看護師などの職業団体などです．このように，さまざまな人達への説明ですから，多面的な視点から自分たちの医療を説明しなければなりません．患者利益が最大となるような医療を提供しているか，医療経済的に効果的か，医療専門職からみたときに妥当な医療内容か，などなどです．

患者団体による「患者啓発」活動の新しい息吹き

　東金病院再生の鍵のひとつに，地域住民の参画がありました．地域住民がNPO「地域医療を育てる会」を組織し，市民向けに自分達の地域医療の現状や国の医療政策の方向性，病診連携，勤務の過酷な労働状態，病気などについて関心をもってもらう広報誌「クローバー」を定期的に発行しているのです（平山他，2008）[69]．

　『地域医療を守れ』[69]の中に広報誌の写真がでており，そのタイトルを拾うと，以下のようなものが例示されていました．

- それって，本当に救急車が必要？
- 地域の皆さん，胸を貸してください
- 医療崩壊は始まったばかり
- 「待ち」から「育てる」～医師を育てる地域へ～
- 血糖値って，笑うと下がるんですね
- どうする？　メタボリックシンドローム

　このような住民参加の動きは，兵庫県柏原市で，母親たちが医師不足から診療中止の危機に陥った地元の県立病院小児科を救おうと，「小児科を守る会」の設立にもみられます．母親たちに安易な受診を控えるよう呼びかけ，受診の目安を記したハンドブックを作成し不急の受診を激減させた活動が全国的な注目を集めています（神戸新聞，2008）[103]．この活動をモデルに，東京，川口など各地で同様の活動が立ち上がりだしています．

患者たちが医師教育に関わる

◆**患者会とのコラボレーション**

　現在全国で患者会や障害者団体は，1,400を超えています（全国患者会障害者団体要覧編集室，2006)[104]．その患者会の草分け的な存在の乳がん患者さんの「あけぼの会」の有志の方々に，臨床医師向けのコミュニケーションスキルトレーニング（Communication Skill Training/Customer Satisfaction Training：CST）の活動にプログラムの開発段階からコラボレーションし，医師の生涯教育にかかわってもらっています（松村，他，2007)[105]．具体的には，模擬患者を引き受けてもらっています．「あけぼの会」の方々の模擬患者としての強みは，なんといってもご自身が乳がんとなり，患者であることに加え，「あけぼの会」の事務局にかかってくる全国の乳がん患者さんの相談の電話対応をしていることです．ご自身の体験以外に多くの患者さんたちが医療者とのコミュニケーションのどこでひっかかっているか，そのニーズ，気持ちなどを知り尽くしていること，基本的には現在の担当医師関係をよりよい方向に修正することを前提に，担当医への質問の仕方，確認すべき項目，セカンドオピニオンの仕方などを教えて，患者さん自身をエンパワーする支援のスキルを有している方々です．医療面接ではシナリオを演じることも重要ですが，それ以上に参加医師とのセッション後のフィードバックの標準化と質の高さが大切です．「あけぼの会」の有志の方々は前述したスキルがあるため，練習もきわめて前向きに取り組まれていることもありますが，模擬患者からのフィードバックの質の高さは，とても誇れるものだと思っています．

　セミナー終了時に参加者に修了書が授与されます．そのとき「あけぼの会」の方々から模擬患者として参加者にひとことずつメッセージがあります．「忙しい中に先生ご自身のコミュニケーション・スキルの向上に努力されている素敵な先生と出会えてうれしいです」「明日から診療にもどられて，一人でも多くの患者さんとよりよい関係を築いてくれるのが，私達の願いです」「地元に帰られたら回りの先生方には今回のコミュニケーション・スキルを伝え，一人でもお仲間の先生を増やしてく

ださい」などなど．参加される先生は，乳がんとはあまり関係のない領域です．彼女たちの心意気と高い志に，ほのぼのとした雰囲気にいつも幸せな気分になるのです．

◆草の根運動で「医療不信」を超える

「あけぼの会」や東金病院のような取り組みよりも，もっと身近な例を紹介します．「つるかめ診療所」の鶴岡優子氏が在宅現場へレジデントを同行したとき，ご家族から介護用品の使い方を説明してもらっているそうです．鶴岡氏が「毎回同じ説明をすみません．でも有難いです」とお礼を言うと，そのご家族の方が「医学教育に貢献するということは，それがまた患者に返ってくることだからね」と答えたそうです（鶴岡，2008）[106]．患者側の「医療不信」という言葉をよく耳にしますが，その言葉に医療界は変な萎縮をしていませんか．上述したような草の根的な動きが出てくる，鶴岡氏が紹介したようなご家族がいる，そんな患者側との連帯をもっと信じ，手を組んでいくことで，ドツボにはまった医療界の現状を変えることができないでしょうか．

道しるべ

地域住民が医師をリクルート
―「待ち」から「想いを伝える」へ

　東金病院再生の過程で，地域住民の「地域医療を育てる会」の代表が医師採用のために，東金病院の院長の平山愛山氏と一緒に候補医師の現任地の奄美大島まで，会いにいったそうです．そのとき，NPOのメンバーから候補医師へのラブコールのメールをどっさり届けたそうです（平山，他，2008）[69]．

　ある医師転職のエージェント会社の方から面白い話を聞きました．自治体病院で候補者がなかなか決まらない病院の多くは，候補医師と面談後に院長が別れ際に握手をして，「ぜひ，来てもらいたい」「ぜひ，前向きに検討してもらいたい」というメッセージを強く言わない傾向にあるということでした．人間のごく普通の感覚として，条件がある程度満たされていれば，あとは自分が望まれている，必要とされているというメッセージの強さで心が動きます．それが，地域住民の方が，奄美大島まで，わざわざ口説きにきたとなれば，強力なメッセージです．同道する家族の方の不安も住民の方から直接住環境について情報がもらえれば，かなり軽減されるでしょう．医師不足による地域医療の崩壊が言われていますが，効果的な戦略のキーワードは，臨床教育と住民参加であることがわかってきました．そうなると，この問題は，地域住民がだれかが何かをしてくれるのを「待つ」のではなく，医師がきてくれるような病院づくりを住民自らやらなければいけない責務が生まれたといってもいいかも知れません．医師が来ないのは，「われわれ住民がどんなことを具体的にやったか」ということが問われているのだという認識を持つということです．

おわりに
患者と医療者の
"結び合い"を願って

おわりに

　小野田正利氏の『悲鳴をあげる学校～イチャモンから結び合い～』(小野田, 2006)[78]の中で紹介されている父子家庭のお父さんが，給食の時間変更を知らせてないとクレームをつけた事例を読むたびに涙がでそうになります．学校側は，事前に連絡事項として昼食時間の変更をプリントで知らせていました．ただ，そのお父さんは，日々忙しく連絡事項のプリントを読まなかったです．そのお父さんは，仕事で忙しく普段なにも親らしいことができないので，せめて昼のお弁当は，自分の昼休みを削って温かいお弁当を子どもに手渡すことにしていたのです．教頭先生がお宅に伺い，この昼のお弁当がお父さんにとって子どもとつながる大切なことだったことを知り，「お父ちゃん，えらいわ．感動した」というと，そのお父さんも，「プリント見なかった俺も悪い．言い過ぎた．担任の先生に謝っておいて」と頭を下げたといいます．翌日，教頭先生が担任の先生にそのことを伝えると「そういえば，最近，父子家庭になったと聞いていました．そういうことだったんですか」と．それからは，その担任がお父さんに栄養を考えたレシピをわたして，とてもよい関係になったそうです．これを小野田氏が，「イチャモンから結び合い」と呼び，この結び合いをひろげるような活動をしているそうです．

　医療現場で，苦情・クレームの中に，患者の以下のような想いが隠れていないでしょうか．もちろん，これらすべの思いを医療者が受け止め，解決しなければならいと言っているのではありません．しかし，患者さんの訴えのなかにこのような想いを少しでも感じる視点がもてれば，「過大な要求をするわがまま患者」「イチャモン患者」「モンスター・ペイシャント」というところから「患者さんとの結び合い」への道筋がもっと増えるではないでしょうか．

「これからどうなるか分からない不安があったんですね」
「自分なりにがんばっているのに，経過が思わしくないことへの苛立ちだったのですね」
「この病気（ときに死）であることを受け入れられなかったのですね」
「経済的な負担が心配だったのですね」
「妄想さんがきていたんですね」
「病院のあとに大事な予定が入っていたのですね」

学校では，先生と子どもの接する時間が確保されて，子どもとの関係がうまく行っていれば，保護者からの苦情・クレームは深刻化しないといいます．筆者が提示した各種のデータでも，患者さんとの信頼関係が築けていれば，最悪の紛争状態は回避できることを示しています．また，仕事を通じて出会ったどの医療者も同様のことを言います．

　今，医療崩壊が進行しつつあり，医療費抑制策が連発され，現場が疲弊しています．その結果，患者との接する時間を確保するのがさらに厳しいものになっています．しかし，医療者が患者さんとよい関係を築くことを止めたとしたら，それこそ医療は完全に崩壊してしまいます．

　マスメディアから垂れ流される「クレーマー」「モンスター・ペアレント」「わがまま患者」「モンスター・ペイシャント」という言葉に，医療者の認知をゆがめられてはいけません．

　マスメディア，厚労省，支払側がなんといおうと，患者さんと信頼関係を築き，患者さんにとってよい医療が提供されていれば，きっと患者さん達は，医療者の味方になります．患者と医療者が手を携えた「共創」の動きが実際に起こりつつあります．人間は必ず老い，死に向かう過程で病気になり，折り合いをつけながら生きていく存在です．その過程に，寄り添う医療者が必要なのは言うまでもありません．世界最速の高齢化社会にはもっともっと必要です．いまこそプロフェッショナル・オートノミーが一番問われていると思います．明日の「共創の医療」を作る支援を側面から続けたいと思います．

2008年10月

引用文献

1) White A：A Global projection of subjective Well-being. Psychtalk 56：17-20, 2007
2) レスター大学心理学部：http://www.le.ac.uk/users/aw57/world/sample.html
3) 全国医師会連盟設立準備委員会：http://www.doctor2007.com/recommend1.html
4) 小松秀樹：日本医師会の大罪，MRIC Vol. 54 http://mric.tanaka.md/2007/11/17/_vol_54.html#more
5) 伊関友伸：まちの病院がなくなる!?，時事通信社，2007
6) 井上清成：よくわかる医療訴訟，マイコミ，2007
7) 石川寛俊：医療と裁判，岩波書店，2004
8) 秋元秀俊：刑事医療過誤事件の実際と新たな対応，2008年1月14日シンポジウムレジメ，財団法人生存科学研究所（医療政策研究班）
9) 飯田英男：医療関連死の取り扱いをめぐる刑事司法の現状と問題点，2008年1月14日シンポジウムレジメ，財団法人生存科学研究所（医療政策研究班）
10) 佐野文男：日医医賠責保険の基盤の安定について，北海道医報，2002年10月1日
11) ADRと医師賠償責任保険：http://square.umin.ac.jp/massie-tmd/adr3.html
12) 李　啓充：市場原理が医療を滅ぼす，医学書院，2004
13) 竹下研三：日本における脳性麻痺の発生．リハビリテーション研究 60：43-48，1989
14) 安川文朗：医療安全の経済分析，勁草書房，2004
15) Studdert DM, Mello MM, Brennan TA：Medical malpractice. New England Journal of Medicine, 350：283-292, 2004
16) Studdert DM, et al：Defensive medicine among high-risk specialist physicians in a volatile malpractice environment. JAMA 293：2609-2617, 2005
17) Michelle M, et al：Medical malpractice, Impact of the crisis and effect sate tort reforms, Reserch Sysnthesis Report, Robert Wood Jonson Foundation, 2006
18) Hickson GB, et al：Factors that prompted families to file medical malpractice claims following perinatal injuries. JAMA 267：1359-1363, 1992
19) 和田仁孝，他：医療紛争，医学書院，2001
20) White AA, et al：Cause-and-effect analysis of risk management files

to patient care in the emergency department. Academic Emergency Medicine 11：1035-1041, 2004
21) 福井次矢監訳：新たな疫病「医療過誤」, 朝日新聞社, 2007
22) 太田　凡, 中村陽子訳：ER・救急のトラブルファイル, メディカルサイエンスインターナショナル, 2007
23) 河野龍太郎：医療におけるヒューマンエラー, 医学書院, 2004
24) Moore PJ, et al：Medical malpractice：the effect of doctor-patient relations on medical patient perceptions and malpractice intentions. Western Journal of Medicine 173：244-250, 2000
25) Hickson GB, et al：Obstetrician's prior malpractice experience and patients' satisfaction. JAMA 272：1583-1587, 1994
26) Sloan F, et al：Medical malpractice experience of physicians. JAMA 262：3291-3297, 1989
27) 本田　宏：誰が日本の医療を殺すのか, 洋泉社, 2007
28) Hickson GB, et al：Patient complaints and malpractice Risk. JAMA 287：2951-2957, 2002
29) 小松秀樹：医療の限界, 新潮社, 2007
30) 和田仁孝, 他：医療コンフリクト・マネジメント, シーニュ, 2006
31) トレンドビュー追跡, 乳房温存療法で最高裁判決〜未確立の治療法でも説明義務〜, 日経メディカル, 2002年2月号
32) 花森安治：暮らしの眼鏡, 中央公論新社, 2008
33) 内崎　巌, 他：リコール学の法則, 文芸春秋, 2008
34) Donabedian A：医療の質の定義と評価方法, NPO法人健康医療評価研究機構, 2007
35) 米国医療の質委員会・医学研究所：医療の質―谷間を越えて21世紀システムへ, 日本評論社, 2002
36) 米国医師エグゼクティブ学会：医療マネジメントのエッセンス, 特定非営利活動法人ヘルスサービスR＆Dセンター, 2007
37) Kamien M., Ward A., Mansfield F, et al：Type 2 diabetes；Patient practice, satisfaction with GP care. Australian Family Physician **240**：1043-1051, 1995
38) 前田　泉：患者満足度, 日本評論社, 2003
39) 林里都子：患者・家族と医療者の溝にあるもの, その越え方, 緩和ケア 18：33-37, 2008
40) 林里都子, 他：医療メディエーションスキルの有用性の検討. 医療の質・安全学会誌 2(Supplement)：206, 2007
41) 辻　哲郎, 他：医療メディエーションと院内安全管理体制. 医療の質・安全学会誌 2(Supplement)：205, 2007

引用文献

42) 「Nursing Work Index を用いたヘルスケアアウトカムの日米比較研究」の概要, 週刊医学新聞 2007 年 9 月 24 日号, http://www.igaku-shoin.co.jp/nwsppr/n2007dir/n2749dir/n2749_02.htm
43) 金井 PAK 雅子：Nursing Work Index を用いたヘルスケアアウトカムの日米比較研究, ファイザーヘルスリサーチ振興財団, http://www.pfizer-zaidan.jp/fo/business/pdf/forum12/fo12_kanai.pdf
44) 社団法人日本看護協会：「2006 年病院における看護職員需給状況調査」結果概要, http://www.nurse.or.jp/home/opinion/newsrelease/2006pdf/20070326-02.pdf
45) Aiken LH, et al：Hospital nurse staffing and patient mortality, nurse burnout, and job dissatisfaction. JAMA 288：1987-1993, 2002
46) Nursing Executive Committee：Reversing the Flight of Talent, Advisory Board Co, 2000
47) 医療安全を育む文化は醸成されたか：週刊医学界新聞 2008 年 2 月 18 日　http://sec.igaku-shoin.co.jp/paperDetail.do?id=PA02769_01
48) 看護職員離職者実態調査・未就業看護職員実態把握調査（岡山県）：http://www.osu.ac.jp/~tanaka/kyozai/ritai2005.doc
49) 社団法人日本看護協会：「2007 年度当初の看護職員確保に関する緊急アンケート」結果概要, http://www.nurse.or.jp/home/opinion/newsrelease/2007pdf/20070706.pdf
50) 榮木実枝：300 人採用の経緯と成果, HANDS-ON Vol. 2, No. 5 p86-89, 2007
51) 中央社会保険医療協議会「7 対 1」看護配置基準の見直し「建議書」2007 年 1 月 31 日　http://www.mhlw.go.jp/shingi/2007/01/txt/s0131-5.txt
52) Health at a Glance 2007：OECD Indicators：http://www.sourceoecd.org/rpsv/health2007/index.htm
53) 尾形裕也：看護職員の確保を定着, HANDS-ON Vol. 2, No. 5 p4-9, 2007
54) 加藤大基, 他：東大のがん治療が癌になって, ロハス・メディカル, 2007
55) 泰川恵吾：日本でいちばん幸せな医療, 小学館, 2004
56) 医師 35 人の合同編集委員会, 医療者が足りない, ロハス・メディカル, 31：20-25, 2008
57) 臨床研修制度の評価と展望：週刊医学界新聞, 2008 年 2 月 11 日号, http://www.igaku-shoin.co.jp/paperDetail.do?id=PA02768_01
58) 平成 18 年度「臨床研修に関する調査」報告書：http://www.mhlw.go.jp/shingi/2007/09/dl/s0906-4a.pdf

59) 前田　泉，箕輪良行：研修医の臨床研修病院選択におけるコンジョイントの分析の有用性，医学教育 37：241-247, 2006
60) 市村公一：臨床研修の現在, 医学書院, 東京, 2004
61) MedWave 2004 年 8 月 3 日：内科の診療体制正常化は来春？　医師集団退職で混乱続く舞鶴市民病院，http://medwave2.nikkeibp.co.jp/wcs/leaf?CID=onair/medwave/tpic/323398
62) 小泉俊三，木川和彦，箕輪良行：卒後臨床研修ニューヴィジョン，三輪書店，2003
63) 松村理司：大リーガー医に学ぶ—地域病院における一般内科研修の試み，医学書院，2002
64) 夏川周介：臨床研修必修化は医師確保のチャンスとなるか～医学生に選ばれる病院の条件～．文化連情報 2004 年 3 月号
65) 前田　泉，他：臨床研修医の研修満足度への影響因子，医学教育学会誌，投稿中
66) 医道審議会医師分科会医師臨床研修部会．平成 18 年度第 4 回医道審議会医師分科会医師臨床研修部 2007 年 2 月　http://www.mhlw.go.jp/shingi/2007/02/txt/s0222-3.txt
67) 医道審議会医師分科会医師臨床研修部会，「医師臨床研修制度に係る報告書」2007 年 12 月　http://www.mhlw.go.jp/shingi/2007/12/dl/s1210-5b.pdf
68) 吉村博邦，松本昭彦：崩壊する医師養成制度，ブレーン出版，2007
69) 平山愛山，秋山美紀：地域医療を守れ，岩波書店，2008
70) 吉野　秀：お客さま！そういう理屈は通りません，KK ベストセラーズ，2008
71) S・E・ハリントン，他：保険とリスクマネジメント，東洋経済新報社，2005
72) 前田　泉，他：医療現場のクレーム・苦情対応に関する患者実態調査，医療の質・安全学会誌 2(Supplement)：142, 2007
73) 弦田有史：希望学，中央公論新社，2006
74) 三浦　展：下流社会，光文社，2005
75) 内田　樹：下流志向，講談社，2007
76) おちまさと：鉄板病，NHK 出版，2007
77) 大阪保険医協会編：医療機関　まさかのトラブル対策，プリメド社，2007
78) 小野田正利：悲鳴をあげる学校，旬報社，2006
79) 久保隆彦：我が国の妊娠・分娩の危険性は？　http://www.oitaog.jp/syoko/fromKUBO.pdf
80) OECD 東京センター：http://www.oecdtokyo.org/theme/edu/2007/

引用文献

20071204pisa.html
81) 井上正幸：患者の声への対応と組織能力，早稲田大学アジア太平洋研究科国際経営学修士論文，2004年度
82) 加納佳代子：苦情に対する看護職の実態とそのサポートに関する研究，筑波大学大学院修士論文，2007
83) 加納佳代子：主任看護師超入門，日総研，2008
84) 関根眞一：苦情学，恒文社，2006
85) ジャネル・バーロウ，他：苦情という名の贈り物，生産性出版，2004
86) 援川　聡：クレーム処理のプロが教える断る技術，幻冬舎，2004
87) 深澤直之：悪魔の呪文「誠意を示せ！」，東京法令出版，2007
88) 竹中郁夫：モンスターハズバンドって何？―新しい論点を読む，日経メディカルオンライン，http://medical.nikkeibp.co.jp/inc/mem/pub/blog/takenaka/200806/506673_2.html
89) 寺澤秀一，他：研修医当直御法度，第4版，三輪書店，2007
90) 包括的暴力防止プログラム認定委員会：包括的暴力防止プログラム，医学書院，2005
91) 高橋弘枝：病院職員が患者およびその家族からうける暴力被害防止に関する研究，大阪教育大学大学院教育学研究科　http://ir.lib.osaka-kyoiku.ac.jp:8080/dspace/bitstream/123456789/1736/1/takahasi_069718.pdf
92) 菊池直美：院内暴力への組織的対応，医療安全4：8-12，2007
93) 武井麻子，他：暴力事故防止プログラムの先に見えるもの，精神科看護 34(11)：12-19，2007
94) 山内眞知子：人を信じつづける看護，精神看護出版，2004
95) 前田　泉：実践！患者満足度アップ，日本評論社，2005
96) 久保田聰美：ストレスマネジメントストレスマネジメント第9回～ラインによるケア（4）　クレーム対応の過程におけるケア（上），週刊医学界新聞 2006年12月11日　http://www.igaku-shoin.co.jp/nwsppr/n2006dir/n2711dir/n2711_09.htm
97) 小松秀樹：医療崩壊，朝日新聞社，2006
98) 福岡伸一，もうひとつの生命のかたち，看護学雑誌 72(1)：5-13，2008
99) 日本医師会 TV-CM のホームページ：http://www.med.or.jp/etc/tvcm/
100) 数江良一，グロービス：MBA マーケティング，ダイヤモンド社，1997
101) エベレット・ロジャーズ：イノベーションの普及，翔泳社，2007
102) 厚生労働省班研究「小児科産科若手医師の確保・育成に関する研究」http://www.mhlw.go.jp/houdou/2005/06/h0628-2.html

103) 小児科を守る会が啓発ステッカー，神戸新聞 2008 年 4 月 20 日
104) 「全国患者会障害者団体要覧」編集室：全国患者会障害者団体要覧，第 3 版，プリメド社，2006
105) 松村真司，他：コミュニケーションスキル・トレーニング—患者満足度の向上と効果的な診療のために，医学書院，2007
106) 鶴岡優子：大学病院と在宅医療—書を捨てず，家に行こう—，週刊医学界新聞，2008 年 3 月 10 日号，http://www.igaku-shoin.co.jp/paperDetail.do?id=PA02772_02
107) 井部俊子：ナースのための管理指標 MaIN，医学書院，2007
108) 石川寛俊，カルテ改ざん問題研究会：カルテ改ざんはなぜ起きる—検証：日本と海外，日本評論社，2006
109) 「エア・クライシス—旅客機事故検証からテロ対策まで—」（ディスカバリーチャンネル DVD)，角川書店，2007
110) 松山善三：「典子は，今」(DVD)，紀伊国屋書店，2007/12/30
111) 白井のり子：典子 44 歳，今伝えたいこと，光文社，2006
112) Burkholz, Herbert. "Giving Thalidomide a Second Chance", FDA Consumer, US Food and Drug Administration, 1997　http://www.fda.gov/fdac/features/1997/697_thal.html
113) 「小児科医師中原利郎先生の過労死認定を支援する会」 http://www5f.biglobe.ne.jp/~nakahara/sub100.htm

参考文献

114) 阿部好文：医療安全キーワード50, 診断と治療社, 2005
115) 有山裕孝：コンタクトセンターがビジネスを動かす, エクスメディア, 2006
116) 岡井　崇. 産科で導入後, 全診療科に拡大を, Jamic Journal 28(1)：17, 2008
117) 小野田正利：人と人が結び合える社会であり続けるために, 講演録, 2005年11月1日, http://edu.oita-ed.jp/kyouikunohi/kouenkiroku.pdf
118) 春日武彦：「治らない」時代の医療者心得帳, 医学書院, 2007
119) 春日武彦：初めての精神科, 医学書院, 2004
120) 株式会社マーケティングビジョン研究所, 医療者・患者双方から見たコンフリクト・マネジメント, 株式会社マーケティングビジョン研究所, 2006
121) 川田茂雄：社長をだせ！, 宝島社, 2003
122) 河野竜太郎：医療におけるヒューマンエラー, 医学書院, 2004
123) 工藤アリサ：クレーム対応の超技術, こう書房, 2005
124) 厚生労働省医師臨床研修推進室：臨床研修病院及び臨床研修医に対するアンケート調査結果概要：http://www.mhlw.go.jp/houdou/2005/07/dl/h0705-3a.pdf
125) 坂口寿賀：まずは「そんなことがあったんですかモード」から, 看護学雑誌 72(5)：402-404, 2008
126) 貞友義典：リピーター医師, 光文社新書, 2005
127) 渋谷昌三：謝罪の技術, ダイヤモンド社, 2003
128) 清水孝彰：誠意を見せろ！, クリエイツかもがわ, 2004
129) 下島和彦：苦情対応マニュアル・手順の作り方, 日科技連, 2001
130) ジェフリー・K・ライカー：ザ・トヨタウェイ, 日経BP社, 2004
131) ジェームズ・レンスコルド：マーケティングROI, ダイヤモンド社, 2004
132) 鈴木和幸：苦渋の洗濯, アートン, 2005
133) 平　博：そこまでやるか！のクレーム・トラブル対応, かんき出版, 2005
134) ドナ・フランス：実践！顧客感動を生むコールセンター, イースト・プレス, 2006
135) 内藤誼人：人たらしのブラック謝罪術, 大和書房, 2006
136) 中村友妃子：最善の話し方, 青春出版, 2007
137) 日本能率協会コンサルティングCS/CRM時業部：コールセンター・ヘルプデスク, 日本能率協会マネジメントセンター, 2002

138) 原田武夫：タイゾー化する子供たち，光文社，2006
139) 藤井清孝，他：リスクマネジメントの基礎と実例，エルゼビア・ジャパン，2002
140) 堀井孝英，他：お詫びの達人，日東書院，2006
141) 宮本照夫：ヤクザが恐喝りにやってきた，朝日新聞社，2004
142) 向谷地行良：「聴かない」ことの力．精神看護 11(3)：107-115，2008
143) 山下辰巳：顧客は企業を見ている，リックテレコム，2007
144) 山本貴広：クレーム対応の極意，同文舘出版，2006
145) 吉田太郎：世界がキューバ医療を手本にするわけ，築地書館，2007
146) Pickersgill D & Stanton TT：医療事故・苦情への対応，丸善株式会社，2004
147) 林　寛之：Dr. 林の当直裏御法度，三輪書店，2006 年
148) 貞友義典：リピーター医師，光文社，新書，2005

索引

英文
- 3分診療 57
- 3K 104
- 45対55 103
- 「7対1」対応病院 77
- 7対1入院基本料 81
- 「7対1」配置病院 80
- Action 163
- ADR 21,54
- AIDMAモデル 163
- Ambulance Chaser 34
- Attention 163
- Defensive Medicine 19,108
- Desire 163
- EBM 56,169
- EMEA 31
- ERセミナー 95
- Evidence Based Marketing 169
- Evidence Based Medicine 56,167
- FDA追従 30
- GDP 2
- GNP 2
- Harvard Medical Practice Study 59
- HIV 27
- HMPS 59
- ICNガイドライン 142
- 「I'm Sorry」運動 54,111
- Interest 163
- KAIZEN 66
- KY 116
- Motive 163
- M字カーブ 50
- Nursing Work Index 76
- OECD 118

英文
- QC運動 66
- Quality Assurance 61
- ROI 169
- STEPS 30
- Subjective Well-being 2
- to err is human 15
- Total Quality Management 66
- TQM 65,66
- UNICEF 120
- WTP 17

あ
- アーリー・アダプター 165
- アーリー・マジョリティ 165
- アウトカム 63
  - ――,患者 76
  - ――指標 64
  - ――評価 62,65
- 赤ひげ 88,119
- 赤ひげスピリット 89
- 悪質クレーム 136
- 悪魔の呪文 139
- あけぼのの会 171
- アサーション 143
- 温かいケア 53
- アダプター 165
- アルバイト,臨床研修医の 87
- 安全管理システム 30
- 安全のためのコスト 91

い
- 医局制度 95
- 医師
  - ――の行動変容 58
  - ――の性別 50
  - ――の地域偏在 100
  - ――不足 8,50,104

い 医師賠償責任保険 13,24,90,105
　　——制度検討委員会 14
　医師法
　　——19条 146
　　——21条 10
　　——21条違反 12
　イジメ 146
　慰謝料 151
　異状死体 11
　医師養成制度，崩壊する 100
　医師臨床研修制度に係る報告書 100
　医師倫理 73
　イチャモン 116,122,126,130
　　——患者 176
　医道審議会 26
　　——医師分科会医師臨床研修部会 94
　異動通知書 85
　イノベーター 165
　医は仁術なり 119
　医薬品医療機器総合機構 29
　医療安全 15,60,75,78,82,89
　　——の経済分析 17
　　——のリスク 88
　医療過誤 10
　　——訴訟 18,25,89
　　——リスクのコスト 15
　医療サービスの質 62,99
　医療事故
　　——，東京女子医大 3
　　——，都立広尾病院 3
　　——，福島県立大野病院 3
　　——，横浜市立大学病院 3
　　——調査委員会 4,8,22
　医療者の「色眼鏡」 126
　医療情報 156
　　——のためのコスト 158
　医療水準 55

い 医療訴訟 4,8,14,50
　　——改革 20
　　——対策 58
　　——のシステム不全 20
　　——のリスク 44,50
　「医療の質」
　　1,4,5,15,53,57,59,65,100
　　——向上 54
　　——の確保 57
　　——評価 61
　医療の質・安全学会 76,91
　医療の妥当性 60,61
　医療の不確実性 54
　医療バッシング 154
　医療版事故調査委員会 7,145
　医療費抑制 2,3,92
　医療不信 172
　医療崩壊 2,5,67,104,140,153,154
　医療法改正 36,91
　医療メディエーション 69,129
　　——理論 69
　イレッサ 29
　インシデント・レポート 36
　インセンティブ 28,66,72,95
　インターネット 156
　院内医療安全管理者職員 68
　院内暴力 141
　院内メディエーション 53,54
　院内メディエーター 23
　インフォームド・コンセント 72,89

う 失われた10年 113
　上乗せ報酬 82

え エア・クライシス 90
　エビデンス 107
　エンドポイント 169

187

索引

え エンパワー　171
　　延命治療中止　11

お 欧州医薬品庁　31
　　応召義務　148
　　オートノミー　11, 27, 154
　　　――，プロフェッショナル　24
　　お客様相談室　122
　　お産難民　119
　　オピニオンリーダー　165

か 海外治験データ　30
　　海外提携　92
　　海外とのプログラム提携　92
　　改革の中間評価　20
　　解決型アプローチ　1
　　介護難民　119
　　ガイドライン，ICN　142
　　怪物と赤い靴下　17
　　カウンセリング　132
　　かかりつけ医　71
　　各科ローテーション　99
　　革新的採用者　165
　　隔離法　27
　　過失基準　21
　　カタルシス，感情的　154
　　過度のわがまま　126
　　金井PAK雅子　82
　　下流志向　113
　　カルテ改ざん　13, 25
　　過労死　4, 75
　　肝炎　27
　　看護師
　　　――争奪狂想曲　76
　　　――のバーンアウト　73
　　　――の離職　79
　　　――配置　78, 83
　　　――不足　82
　　　――平均離職率　79

か 看護職員
　　　――確保に関する緊急アンケート　84
　　　――需給状況調査　79
　　　――離職者実態調査　80
　　患者―医師関係　38, 41
　　患者アウトカム　76
　　患者会　171
　　患者側支援団体　25
　　患者救済システム　20
　　患者ケア　77
　　患者啓発　154, 158, 170
　　　――，マーケティング手法による　159
　　患者コミュニケーション　51
　　患者様　145
　　患者中心　79
　　患者の死亡率　77
　　患者の暴言と暴力　140
　　患者のリテラシー　1
　　患者不満　7, 33, 53
　　患者満足　53
　　患者満足度　33, 47, 64, 66
　　　――調査　46, 63
　　患者立脚型アウトカム　62
　　感情的なカタルシス　154
　　がん難民　119

き 機械論的な生命観　154
　　危機対策演習　91
　　企業側の責任　29
　　危険因子　50
　　機内迷惑行為　149
　　虐待　141
　　逆転現象　87
　　キャリア開発　83
　　救急医療　158
　　救急車　148
　　休業所得保障保険　25

き 究極のリスクマネジメント　68,
　　69
　給与処遇　83
　行政処分　26
　行政判断　29
　共創　177
　「共創の医療」　1,144,177
　興味　163
　業務上過失致死　24
　業務量　87
　虚偽有印公文書作成　13
　金品要求のない苦情　136
　勤務医
　　――の激務　84
　　――の「立ち去り」　8
　勤務時間　93
　勤務施設形態　97

く 空気を読む　116
　苦情・クレーム　1,44,56,107,
　　110,127,128,149,151
　　――,航空機内の　149
　苦情学　139
　苦情発生の頻度　48
　クレーマー　107,137,177
　　――の見分け方　135
　クレーム対応のストレス　131

け ケア
　　――の質　73
　　――の満足度　43
　経済協力開発機構　118
　警察介入　5
　警察庁　24
　警察への届出数　13
　刑事告発　4
　刑事事件の特色　10
　刑事訴訟　59
　　――の公判までの流れ　11

け 継続勤務意向　83
　継続受診意向　112,113
　傾聴　136,143
　契約によるリスク移転　110
　原因究明機関　59
　健康関連QOL　64
　健康寿命　120
　健康予防管理　60
　原告側の認容率　8
　原告の勝訴率　8
　言語的なコミュニケーション
　　143
　研修医再配分　100
　研修業務の優先順位　100
　研修体制に対する満足度　94
　研修プログラム　51,98

こ 効果検証　161
　効果測定　169
　後期研修医　87
　後期高齢者医療保険制度　2,159
　航空業界の取組み　148
　公的医療保険　18
　行動　163
　行動変容　160,161,166
　　――レベル　163
　購買行動　161
　公判請求　13
　効率化　57
　勾留限度　25
　国際学習到達度調査　118
　国際比較データ　83
　告訴取下げ　10
　極薄の壁　130
　国民皆保険　58,66
　個人負担　15
　コスト　58
　　――,情報提供のための　158
　　――分配　20

189

索引

こ 児玉安司　14
　　事なかれ主義　28
　　コピーチェック調査　167
　　コミュニケーション　40
　　　　——，言語的な　143
　　　　——，非言語的な　143
　　コミュニケーション・スキル　171
　　　　——・トレーニング　171
　　コミュニケーション態度　42
　　コムスン　119
　　根拠のあるクレーム　138
　　コンジョイント分析　95
　　コントロール・スタディ　63
　　困難事例　131,132
　　コンバージョン率　165

さ 裁判官の判断基準　54
　　作為・不作為　27
　　サボタージュ，立ち去り型　2
　　サリドマイド禍　27
　　サリドマイド薬害事件　27
　　産科医逮捕事件　3

し ジェンダー　50
　　時効の設定　21
　　自己申告　73
　　事故調査委員会　60
　　自己の尊厳　71
　　自己評価調査　94
　　自殺　75
　　市場原理　17
　　市場細分化　166
　　システム
　　　　——エラー　10,27,37,54,88
　　　　——改革　21
　　　　——の改革，紛争　21
　　　　——不全　2,4
　　示談交渉　10

し 「質」改善　66
　　「質」向上　57
　　「質」保証　1
　　指導医　96
　　自発処分　26
　　自発的支払意志額　17
　　死亡率　78
　　　　——，患者の　77
　　社会的な背景要因　166
　　ジャパンモデル　7
　　自由開業制　73
　　就業看護師不足　79
　　就業相談機能　50
　　周産期医療体制　120
　　自由標榜　73
　　主観的幸福度　2,116
　　出生リスク　15
　　主目標　161
　　紹介意向　113
　　生涯教育　70
　　障害者団体　171
　　小児科医師中原利郎先生の過労死を支援する会　104
　　小児科産科若手医師の確保・育成に関する研究　166
　　小児救急
　　　　——電話相談　162,167
　　　　——の危機　160
　　消費行動モデル　162
　　情報収集　110
　　情報提供のためのコスト　158
　　情報の非対称性　26,42,154
　　試用率　162
　　症例数　98
　　初期研修医　87
　　初期少数採用者　165
　　職員満足度　75,146,147
　　　　——調査　83
　　職業倫理　154

し 食品医薬品局 31
　女性医師の離職 51
　処分基準 26
　新医師臨床研修制度 94,95,98,
　　105
　新規採用活動 81
　新田塚医療福祉センター 68
　心理的なタッチ 43
　診療ガイドライン 55
　診療の質の担保 70
　診療報酬 72,154
　　——改定 3

す スイスチーズモデル理論 38
　スキル実践例 144
　すずめの涙 87
　スタッフの役割 100
　スタンバイ 87
　ストレート・フラッシュ 38
　　——理論 37
　ストレス 151
　　——マネジメント 132,143
　スモン 27

せ 生存科学研究所 24
　制度設計 57
　生命観，機械論的 154
　責任追及機関 59
　セクシャル・ハラスメント 114,
　　143
　セグメンテーション 166
　全国医師会連盟設立準備委員会
　　4
　潜在看護師 79
　潜在的な患者不満 48
　専門家 153
　　——の責務 153
　専門職業集団の自律規範 1
　専門的暴力対応トレーニング

せ 144

そ 早期の予防策 134
　総合的質管理 65
　総合満足度 98
　訴訟
　　——意図 34
　　——のきっかけ 34,35
　　——の原因分析 36,37
　　——の動機 34
　　——リスク 3,7,15,19,41
　蘇民祭 114
　ソリブジン 29
　損害賠償 10,151

た 「第3の波」 18
　代替的紛争処理 54
　大学離れ 90
　大規模臨床試験 169
　待遇・処遇の重要度 95
　大クレーム時代 113
　対面販売 164
　高久史麿 79
　タクシー代わりの救急車 148
　竹やり精神 91
　立ち去り型サボタージュ 2
　タミフル 123
　担当指導医 98
　担当者へのケア 131

ち 地域医師会 151
　地域医療情報連携推進モデル事業
　　102
　地域偏在，医師 100
　チームテクニクス 143
　治験の空洞化 63
　千葉県松戸市医師会 167
　千葉県立東金病院 101
　仲裁システム 21,22

191

索引

ち 注目 163
　超過勤務の減少 76
　調査委員会 11
　調査費用 168
　地理的条件 97
　治療アプローチ 70

つ・て 通知書の書式 85
　詰め込み教育 119
　つるかめ診療所 172
　ディエスカレーション 143
　定期航空協会 149
　定性的目標 161
　ディフェンシブ・メディシン 59
　ディブリーフィング 143
　定量的目標 161
　データ改ざん 26
　出来高払い制度 66, 104
　鉄板病 115
　デモグラフィックス 166
　転換率 165
　伝統主義者 165

と 等価交換の原則 113
　東金病院 173
　動機 163
　道義的責任追及 10
　東京大学附属病院 81
　登録薬剤師 30
　特殊クレーム 136
　　——対応 135, 138, 139
　特性要因分析法 36
　トヨタ・ウエイ 66
　トラブル対策，まさかの 139
　トレーニングプログラム費用 47

な〜の ニート 113, 114
　二重盲検試験 63
　日常医療危機管理覚え書き 14

な〜の 日本医師会 4
　日本医療機能評価機構 63
　日本人
　　——の心性 9
　　——の精神性 57
　人間中心の医療 78, 79
　人間の変容 60
　認知症医療 70
　認知率 162
　妊婦死亡率 120
　寝ずの看病 88
　「典子44歳」 27
　「典子は，今」 27

は ハーバードリスクマネジメント財団 47
　バーンアウト 76, 78, 82
　　——率 75
　賠償金支払 20
　　——の上限設定 23
　賠償責任保険 20, 15, 22
　ハイリスク 3
　パイロットの服務規程 88
　発掘！あるある大事典 157
　花森安治 57
　パワー・ハラスメント 143
　ハンセン病 28

ひ ピア・レビュー 26, 61, 65
　ヒアリング 63
　非言語的なコミュニケーション 143
　ビジュアルチェック調査 167
　肥前精神医療センター 143
　人を信じつづける看護 144
　非暴力的危機介入法 144
　悲鳴をあげる学校 116, 176
　ひやりハット事例 36
　ヒューマンエラー 54, 91

ひ　ヒューマンネットワーク　102
　　病院看護職員需給状況調査　77
　　病院機能評価　46
　　病院内保育所　50
　　病院の知名度　84
　　兵庫県三田市医師会　167
　　平井愛山　102,173
　　品質管理　66
　　品質保証　61

ふ　ファースト・コール　85
　　フィッシュボーン分析法　36
　　フォロワー・ラガード　165
　　福井総合病院　67,130
　　福島県立大野病院　3,9
　　副次目標　161
　　不作為　28,105
　　不信の構図　26
　　不当逮捕　9
　　不当要求　151
　　プライマリ・ケア医　73
　　プライマリーナース　125
　　プランの立案　161
　　ブレイクアウェイ　143
　　プロスペクティブ・スタディ　40
　　プロセス　63
　　ブロックタイム　88
　　プロフェッショナル
　　　——・オートノミー　24,26,
　　　177
　　　——・ソサエティ　5
　　分散　110
　　紛争解決システム　7
　　　——の改革　21
　　　——方法　21
　　　——リスクマネジメント　53
　　紛争リスク　23,46,88

へ　米国医療の質委員会　65

へ　米国科学アカデミー医学研究所
　　　65
　　米国の防衛医療　19
　　ヘッジ　109
　　ベッドサイドティーチング　93
　　べてるの家　145
　　ヘルスケアアウトカム　76
　　弁護士の積極的な姿勢　18
　　弁護士費用　25

ほ　防衛医療　19,108
　　　——，米国の　19
　　崩壊する医師養成制度　100
　　包括的暴力防止プログラム　140
　　　——認定委員会　140,141
　　法的責任範囲　21
　　訪問ローラー作戦　81
　　暴力　141
　　暴力対策
　　　——指針　141
　　　——プログラム　141
　　暴力防止
　　　——ガイドラン　141
　　　——プログラム　143
　　北米型ER　36
　　ポケベル　87
　　募集定員調整　100
　　補償制度基金　16
　　補償のコスト　29
　　保有　105

ま　マーケティング　159
～　　——手法による患者啓発　159
む　まさかのトラブル対策　139
　　マネジドケア　18
　　マネジメントのスキル　67
　　満足度
　　　——，研修体制に対する　90
　　　——，職員　71

193

索引

ま～む

——改善 69
——調査 57
マンパワー
　——の循環の源 101
　——不足 87
見える化 138
未就業看護職員実態把握調査 80
民事訴訟 10
無過失補償制度 7,16,21,22,23
村上智彦 102
無理難題要求 116

め

迷惑行為，機内 149
メディア・ミックス 163
メディエーション
　——，医療 69
　——，院内 51
　——型コミュニケーション対応 69
　——技法 23
　——スキル 68,130
　——理論 69
メディカル・エラー 65
メディカルコンフリクト・リスク・インデックス 110
メディケイド 18

も

模擬患者 171
黙秘権 25
目標設定 160
モチベーション 28
物忘れ外来 72
モンスター
　——・ハズバンド 107,137
　——・ペイシャント 107,177
　——ペアレンツ 126,137,177

や～よ

夜勤回数 77
薬害 27

薬害C型肝炎訴訟 27
薬害訴訟 29
薬害防止 29
泰川恵吾 87
有害事象 16
夕張医療センター 102
有名な指導医 96
ゆとり教育 116,118
吉村博邦 100
欲求 163
予防型リスクマネジメント 1,7,33,53
夜回り先生 117

ら

ライフステージ 50
らい予防法 28
ラガード 165
ラポール形成 54

り

リーダーシップ 134
リクルート 173
リコール学の法則 59
離職
　——コスト 78
　——に伴うコスト 79
　——防止 134
　——抑制 76
　——率 79,147
リスク
　——移転，契約による 110
　——・コントロール 104
　——アセスメント 143
　——細分型保険 45
　——の予防 7
リスクマネジメント 7,13,33,39,45,47,58,108,122,130
　——，究極の 65
　——，紛争解決 51
　——，予防型 1,33

り
　——モデル　7
リハビリ難民　119
リピーター医師　44
略式請求　13
臨床研修4か条　101
臨床研修に関する調査報告書　104
臨床研修医のアルバイト　87
臨床研修病院の選択に関する選好度　95
臨床試験　29,63
臨床的な妥当性　53
臨床能力　95
臨床能力の修得　94

る～ろ
レイト・マジョリティ　165
連携体制　70
レンツ博士　27

る～ろ
労災認定　104
労働環境の整備　104
労働基準監督署　75
「労働集約」的なサービス　83
労働システム　75
労働条件通知書　85,86
ローテーション　99
ローラー作戦，訪問　81
ロス・コントロール　104
ロス・ファイナンス　109

わ～を
和解　10
わかしおネットワーク　102
若手勤務医師の激務　84
わがまま　122,124,130
　——，過度の　126
　——患者　107,124,176,177

195

〔著者紹介〕
【略歴】 前田　泉（まえた・いずみ）
東北大学卒．英国国立レスター大学経営学修士課程修了（MBA）．外資系製薬会社にてマーケティングに従事後，2004年5月に医療分野に特化した患者満足度調査（実績：800診療所，患者3万人以上）や患者満足度向上に関するコンサルティングを提供するスナッジ・ラボ（株）を設立．代表取締役．

【著書】
『患者満足度〜コミュニケーションと受療行動のダイナミズム〜』2003　日本評論社
『実践！患者満足度アップ』2005，日本評論社刊
『コミュニケーション　スキル　トレーニング―患者満足度の向上と効果的な診療のために』2007，医学書院（分担執筆）

【所属学会】
日本総合診療学会，日本プライマリ・ケア学会，日本医学教育学会，医療の質・安全学会

スナッジ・ラボ株式会社
102-0093
東京都千代田区平河町1-6-15　USビル8F
TEL：03-3556-5160　FAX：03-3556-5161
e-Mail：maeta_i@snudge-lab.com
Home-page：http://www.snudge-lab.com

患者の不満とリスクマネジメント
紛争の医療から共創の医療へ

2008年10月31日　第1版第1刷

著　　者	前田　泉	
発 行 人	三輪　敏	
発 行 所	株式会社シービーアール	

　　　　　東京都文京区本郷 2-3-15　〒113-0033
　　　　　☎(03)5840-7561（代）Fax(03)3816-5630
　　　　　E-mail／community_based_reha@ace.ocn.ne.jp
　　　　　Home-page：http://www.cbr-pub.com
　　　　　ISBN 978-4-902470-47-5　C3047
　　　　　定価は裏表紙に表示

装　　幀　石原雅彦
印刷製本　三報社印刷株式会社

　　　　　Ⓒ Izumi Maeta 2008

本書の内容の無断複写・複製・転載は，著作権・出版権の侵害となることがありますのでご注意ください．

JCLS 〈㈱日本著作出版権管理システム委託出版物〉
本書の無断複写は著作権法上での例外を除き，禁じられています．
複写される場合は，そのつど事前に㈱日本著作出版権管理システム
（電話　03-3817-5670, FAX 03-3815-8199）の許諾を得てください．